在宅・施設で行う 口腔ケアに必要な介護技術

地域包括ケアシステムで活かせる！

執筆者一覧

＜編著＞

秋房住郎	九州歯科大学口腔保健学科 地域・多職種連携教育ユニット 教授
泉 繭依	九州歯科大学口腔保健学科 地域・多職種連携教育ユニット 助教

＜著者＞

生野繁子	九州看護福祉大学看護福祉学部 看護学科 老年看護学 教授
我那覇生純	医療法人社団きずな会 阿蘇きずな歯科医院 院長
小林さおり	さわやか倶楽部／九州歯科大学高齢者支援学講座 客員准教授
中道敦子	九州歯科大学口腔保健学科 地域・多職種連携教育ユニット 教授
藤井 航	九州歯科大学生体機能学講座 老年障害者歯科学分野 准教授

永末書店

序

　住み慣れた場所で最後まで暮らしたいという願いは、多くの人々の共感するところですが、すべての人に訪れる「老い」は、時としてこの願いを叶える妨げとなっています。団塊の世代が後期高齢者となる2025年を目処に、国は、医療・介護・予防・生活支援・住まいの5つの柱による地域包括ケアシステムを構築して、国民の老後の願いに応えようとしています。地域包括ケアシステムでは、入院の急性期から在宅復帰までシームレスな医療・介護サービスを提供することを目指すことから、終末期を含めた在宅療養を推進するために、歯科衛生士は今後ますます地域に出て多職種と連携して専門性を発揮することが求められています。

　在宅療養では、認知機能や身体機能等により介護の必要度はさまざまです。歯科衛生士は、医療安全に配慮しつつ、対象者に可能な限り認知・身体機能等を活用してもらいながら、口腔ケアを指導・実施する必要があります。そのためには、安全な体位や、認知・身体機能等を発揮しやすい体位に関する知識とともに、その体位に変換・維持するための身体介護技術が求められます。近年、在宅での口腔ケアに関する専門書はたくさん出版されていますが、要介護者の方々に安全な口腔ケアを行うにあたっての体位、その変換や維持の必要性については、まだ認識が深まっていないのが現状です。

　本書では、歯科訪問診療を安全で効率的に実施するための介護技術の基本、バイタルサインの把握などの知識が詳説されており、身体活動レベルごとの事例を示しながら、口腔ケアの介入計画にそった身体介護技術を解説しています。口腔ケアの実用性を強く意識した解説書となっています。また、介護職の皆様にも、身体活動に対応した口腔ケアの方法が具体的に示されていることから、日常の安全で有効な口腔ケアを実践するための手引書としても活用いただけます。

　地域包括ケアシステムにおける歯科保健医療の提供体制づくりが推進されている中、本書が有用な解説書となることを祈念しております。

平成29年10月
公益社団法人日本歯科衛生士会
会長　武井　典子

目次

I. 地域包括ケアシステムにおける口腔ケアの位置づけ　2

1. 2025年問題　2　秋房住郎
2. 地域包括ケアシステム　4　秋房住郎
3. 在宅療養の推進　6　秋房住郎
4. 地域包括ケアシステムにおける歯科の位置づけ　7　秋房住郎
5. 地域包括ケアにおける口腔ケアの重要性—看護師の立場から—　10　生野繁子

II. 口腔ケアに必要な移動・歩行の介助　14　泉 繭依

1. 口腔ケア時に離床する意義　14
2. 車いすの各名称と杖の種類　15
3. 移動・歩行の介助　16
4. 視覚障がい者の移動　19

III. 介護技術の基本　20　泉 繭依

1. 介護の原則　20
2. ボディメカニクスの基本原則　23
3. 体位の種類　24
4. 介護用クッションの活用　24

IV. 口腔ケア前の承諾と健康状態の把握　26　生野繁子

1. 口腔ケア前の承諾　26
2. バイタルサインの測定方法　27

V. 口腔機能管理の実際　34

1. 歯科衛生過程の概念	34	中道敦子
2. 歯科衛生過程の具体的展開方法	36	中道敦子
3. 摂食嚥下に関する口腔機能評価	42	藤井　航
4. 口腔機能の評価方法	42	藤井　航
5. 機能的な口腔機能管理の実際	46	藤井　航

VI. 事例集　54　泉　繭依

1. VI章の見方	54	
2. 坐位がとれない対象者の口腔ケア	55	
A. 仰臥位でケアを行う事例	55	
B. 側臥位でケアを行う事例	70	
3. 坐位がとれる対象者の口腔ケア	82	
C. 全介助でベッドから車いすへ移乗し洗面台へ移動する事例	82	
D. 一部介助でベッドから車いすへ移乗し洗面台へ移動する事例	97	

VII. 緊急時の対応　114　泉　繭依

索引	116
様式集	118

ケーススタディ No.1　　12　我那覇生純
　訪問歯科診療の実際〜熊本震災を乗り越えて〜

ケーススタディ No.2　　32　小林さおり
　介護の現場から〜看取りと口腔ケア〜

ケーススタディ No.3　　52　小林さおり
　介護の現場から〜食べたい思いへの支援〜

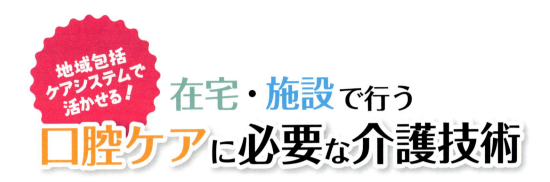

地域包括ケアシステムで活かせる！
在宅・施設で行う
口腔ケアに必要な介護技術

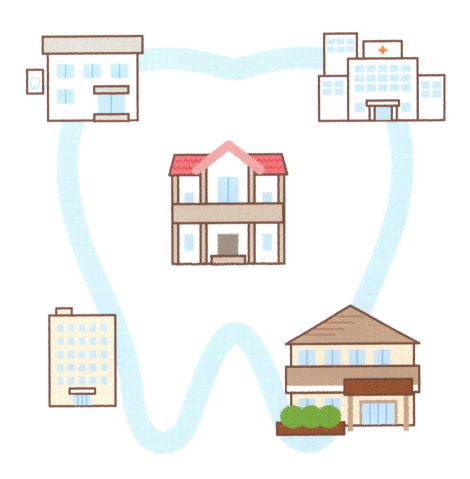

I 地域包括ケアシステムにおける口腔ケアの位置づけ

> **Point!**
> - ☐ 2025年は第1次ベビーブーム世代が後期高齢者になることから、在宅療養の需要がこれまで以上に高まる。
> - ☐ 住み慣れた地域で最後まで自分らしく生活できるよう支援するための地域包括ケアシステムが推進され、介護・医療をはじめとする地域の社会資源の連携が求められる。
> - ☐ 地域包括ケアシステムに歯科が位置づけられ、口腔管理に関連した診療・介護報酬の改定が行われている。
> - ☐ 口腔機能管理を推進するうえで、日常的な介護職が行う支援とともに、歯科専門職が行う支援によるシームレスな支援体制づくりが重要である。
> - ☐ 看護職をはじめとする多職種連携が強く求められている。

1. 2025年問題

　2025年（平成37年）は、650万人を超える第1次ベビーブーム（1947～1949年）世代が75歳以上、つまり後期高齢者になる年である。後期高齢者になると、74歳未満の者と比べて、受診率が入院で6.6倍、外来で2.4倍になることから、1人あたりの診療費は4.6倍となる（図1）。

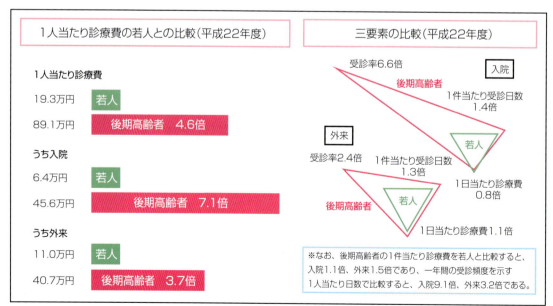

図1 後期高齢者医療費の特性（保険局調査課「医療保険に関する基礎資料」）
図中の「若人」とは、後期高齢者医療制度以外の医療保険加入者を指す

また、高齢者数の増加により身体介護が必要な者の増加に加え、認知症患者の増加など、介護の必要量も増加することが予想されている（図2）。このことから、2025年は、わが国にとって、社会保障施策だけでなく、人口政策や財政にとって大きな節目の年となることから、「2025年問題」と言われている。

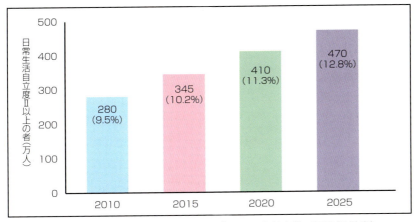

図2 「認知症高齢者の日常生活自立度」Ⅱ※以上の高齢者数（厚生労働省）

※認知症高齢者の日常生活自立度判定基準

ランク	判断基準	みられる症状・行動の例
Ⅰ	何らかの認知症を有するが、日常生活は家庭内および社会的にほぼ自立している	
Ⅱ	日常生活に支障をきたすような症状・行動や意思疎通の困難さが多少みられても、誰かが注意していれば自立できる	
Ⅱa	家庭外で上記Ⅱの状態がみられる	たびたび道に迷うとか、買物や事務、金銭管理などそれまでできたことにミスが目立つ等
Ⅱb	家庭内でも上記Ⅱの状態がみられる	服薬管理ができない、電話の応対や訪問者との対応など一人で留守番ができない等
Ⅲ	日常生活に支障をきたすような症状・行動や意思疎通の困難さがみられ、介護を必要とする	
Ⅲa	日中を中心として上記Ⅲの状態がみられる	着替え、食事、排便、排尿が上手にできない、時間がかかる。やたらに物を口に入れる、物を拾い集める、徘徊、失禁、大声・奇声をあげる、火の不始末、不潔行為、性的異常行為等
Ⅲb	夜間を中心として上記Ⅲの状態がみられる	ランクⅢaに同じ
Ⅳ	日常生活に支障をきたすような症状・行動や意思疎通の困難さが頻繁にみられ、常に介護を必要とする	ランクⅢに同じ
M	著しい精神症状や周辺症状あるいは重篤な身体疾患が見られ、専門医療を必要とする	せん妄、妄想、興奮、自傷・他害等の精神症状や精神症状に起因する問題行動が継続する状態等

平成18年4月3日　老発第　0403003号「「痴呆性老人の生活自立度判定基準」の活用について」の一部改正について

2．地域包括ケアシステム

　第1次ベビーブーム世代は、高度経済成長を経て生活レベルが向上した世代であることから、生活に対するニーズが多様化・個人化している。在宅・施設療養のあり方およびニーズも同様の傾向にあり、これに応える形で高齢者施設の種類・機能も多様化してきている。このような背景のもと、国は、2025年を目途に、高齢者の尊厳の保持と自立生活の支援を目的とした、「地域包括ケアシステム」の構築を推進している。

（1）地域包括ケアシステムの定義

　地域包括ケア研究会（厚生労働省平成20年老人保健健康増進等事業）では、地域包括ケアシステムを、「ニーズに応じた住宅が提供されることを基本としたうえで、生活上の安全・安心・健康を確保するために、医療や介護のみならず、福祉サービスを含めたさまざまな生活支援サービスが日常生活の場（日常生活圏域）で適切に提供できるような地域での体制」と定義している。その際、地域包括ケア圏域は、「おおむね30分以内に駆けつけられる圏域」を理想的な圏域として定義しており、日常生活圏域を単位として想定している。日常生活圏域はこれまで中学校区を基本としてきたが、過疎化により中学校区が統廃合されたり、保健指導の活動単位が公民館を単位としていたりするなど、地域の実情に合わせて見直しが行われている。

（2）介護保険における位置づけ

　介護保険法では、国および地方公共団体の責務として、「国及び地方公共団体は、被保険者が、可能な限り、住み慣れた地域でその有する能力に応じ自立した日常生活を営むことができるよう、保険給付に係る保健医療サービス及び福祉サービスに関する施策、要介護状態等となることの予防又は要介護状態等の軽減若しくは悪化の防止のための施策並びに地域における自立した日常生活の支援のための施策を、医療及び居住に関する施策との有機的な連携を図りつつ包括的に推進するよう努めなければならない（第5条第3項）」としている。地域包括ケアシステムは、障害の有無にかかわらず、住み慣れた地域で自分らしい暮らしを最後まで続けることができるよう、医療・介護・予防・住まい・生活支援の5つのサービスが一体的に提供される仕組みである（図3）。地域包括ケアシステムは、介護保険の保険者である市町村がその提供者となり、その活動拠点は地域包括支援センターを想定している。第5期介護保険事業計画（平成24～平成26年）では、上記5つのサービスが一体的に提供される地域包括ケアの考え方が示された。今後は2025年に向け、3年ごとの介護保険事業計画の策定・実施を通じて、地域の自主性や主体性に基づき、地域の特性に応じた地域包括ケアシステムを構築していくことになっている。

（3）医療制度における位置づけ

　高齢者ができる限り住み慣れた地域で生活を継続できる体制づくりには、病床機能の分化や連携を充実させ、地域連携パスを整備・活用することが求められることから、地域包括ケアシステムは、平成30年からの第3期医療費適正化基本方針に組み込まれる予定であり、今後の医療分野の柱となる施策として位置づけられている。

（4）地域包括ケアシステムの構築と地域ケア会議

　地域包括ケア圏域（日常生活圏域）を単位として、5つの分野（医療・介護・予防・住まい・生活支援）を横断する事業の設定や多職種連携の仕組み、圏域内の現状の把握と課題の抽出、および、PDCAサイクルによるシステム評価の仕組みを機能させることが、地域包括ケアシステムを構築するうえで要点となる。このためには、①分野横断的な視点に立った地域アセスメ

2. 地域包括ケアシステム

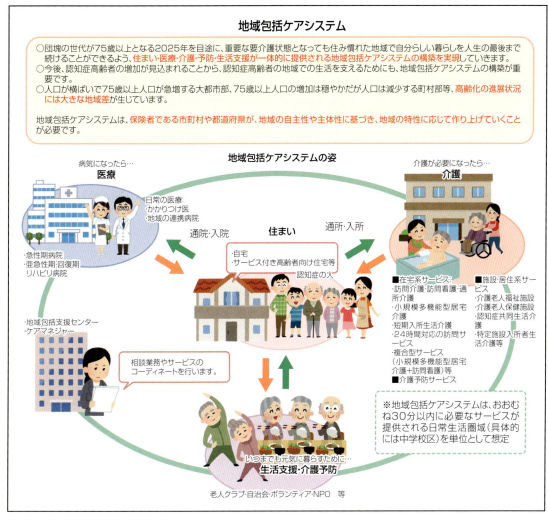

図3 地域包括ケアシステムの姿（平成25年3月 地域包括ケア研究会報告書より引用改変）

ントとサービスの整備、②サービス提供システムレベルにおける総合的な相談・支援調整体制の強化、③臨床実践における多分野の専門職の連携と情報の共有化、④互助資源の活性化・専門的ケアとの組合せの最適化、⑤包括ケアの評価とフィードバック、などの課題を解決することが求められる[1]。これらの課題を解決し、地域包括ケアシステムを推進するための方法として「地域ケア会議」がある。地域ケア会議は、多職種（自治体・地域包括支援センター職員、介護関連職種、民生委員、医療関連団体、管理栄養士、消防署、NPO、警察署、民間企業など）により構成された会議体であり、地域包括支援センターなどが主催する。高齢者個人に対する支援の充実と、それを支える社会基盤の整備とを同時に進めていくために、①医療、介護等の多職種が協働して高齢者の個別課題の解決を図る。②人材育成のため、介護支援専門員の自立支援に資するケアマネジメントの実践力を高める。③個別ケースの課題分析などを積み重ねることにより、地域に共通した課題を明確化・共有化する。④共有された地域課題の解決に必要な資源開発や地域づくり、さらには介護保険事業計画への反映などの政策形成につなげるなど

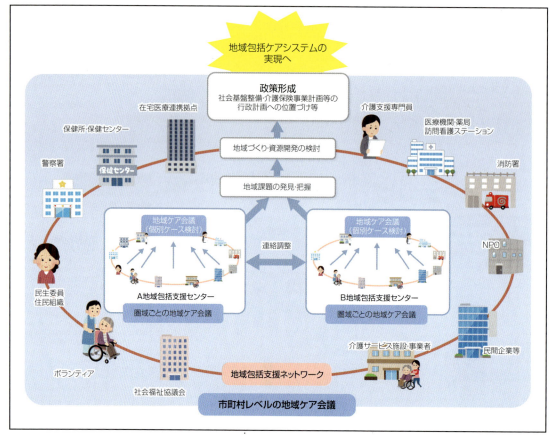

図4 「地域ケア会議」を活用した個別課題解決から地域包括ケアシステム実現までのイメージ
(厚生労働省HP　地域ケア会議の概要　http://www.mhlw.go.jp/stf/seisakunitsuite/bunya/hukushi_kaigo/kaigo_koureisha/chiiki-houkatsu/index.html より引用改変)

の機能を担う。この地域ケア会議の構成員による支援ネットワークは、地域包括ケアシステムを推進するために必要な社会資源となることから、市町村は各圏域の地域ケア会議を集約し、市町村レベルの地域ケア会議のもと、社会資源を介護保険事業計画に位置づけ、地域包括ケアシステムの実現につなげることが求められる（図4）。

3．在宅療養の推進

2025年には後期高齢者は2,000万人を超え、更に2055年には全人口に占める割合は25％を超えると予想されている。これらの高齢者のニーズの素地として、60％以上の国民が自宅での療養（必要になれば医療機関などを利用したい場合も含める）を希望しており[2]、また要介護状態になっても、自宅や親族の家での介護を希望する者が38％であった[3]。また、1人あたりの医療費が増大する後期高齢者の割合が増えることから、第2期医療費適正化計画（平成25～29年）の基本方針では、医療の効率的な提供の推進にかかる項目として、医療機関の機能分化・連携と、在宅医療・地域ケアの推進が掲げられている。今後の医療、介護施策の方針として、病院の入院期間の短縮や、老人保健施設の退所の促進が誘導されることから、病院や施設からの退院・退所の受け皿として、在宅での医療・介護の提供および両者の連携が喫

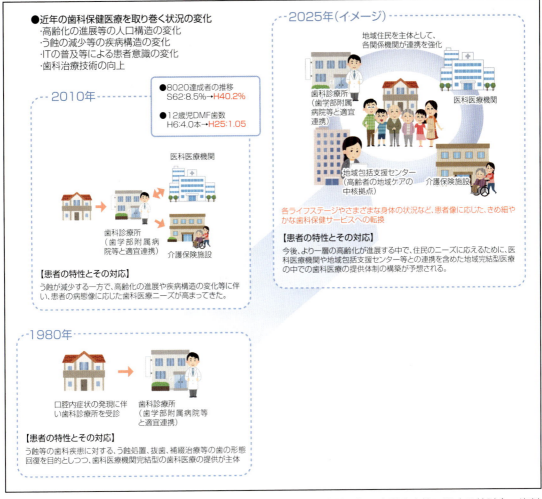

図5　歯科医療サービスの提供体制の変化と今後の展望（第1回歯科医師の資質向上等に関する検討会　資料4より引用改変）

緊の課題となっている。

4．地域包括ケアシステムにおける歯科の位置づけ

（1）歯科医療サービスの提供体制の変化と今後の展望

　近年の歯科保健医療を取り巻く状況の変化として、う蝕の減少とともに対象者の高齢化に伴い、基礎疾患や障害をもつ対象者が増えてきた。厚生労働省がまとめるところによると、対象者の特性とその対応は、1980年代までは、う蝕処置や補綴治療など、歯の形態回復を主体とした医療機関完結型の歯科医療の提供が中心であったが、2010年以降、各ライフステージや身体の状況に応じた歯科保健医療サービスを提供できる体制への転換が図られるようになり、2025年に向けてこれからは、歯の形態回復に加え、口腔機能の維持・回復の視点も含めた地域完結型医療（地域包括ケア）における歯科医療提供体制の構築が重要であるとしている（図5）[4]。

（2）口腔ケアに関連する近年の動向

　口腔ケアは、生活の質を決定する「食べること」と「話すこと」に大きく関わることから、医療・介護・予防・住まい・生活支援の5分野に横断的にまたがる事柄であるため、地域包括ケアシステムを推進するうえで重要な医療・介護サービスである。近年の動向として、口腔ケアに関連する歯科の診療報酬の改定方針も、地域包括ケアシステムの推進に資する内容が多く盛り込まれている。自立度の低下した対象者に対して在宅歯科医療を推進するため、在宅療養支援歯科診療所の機能強化とともに、歯科訪問診療の算定要件の施設基準や、歯科訪問診療にかかる診療報酬の見直しをすることで、歯科訪問診療の適正化を図っている。また、摂食機能障害を有する対象者に対する口腔機能の管理を包括的に評価するため、在宅患者に摂食機能療法などの訪問口腔リハビリテーションを行った際の指導管理料を新設するなど、在宅患者の口腔機能管理を推進している。医科歯科連携については、悪性腫瘍手術等に先立ち歯科医師が周術期口腔機能管理を実施した場合の加算や、栄養サポートチームとの連携にかかる評価を加えており、入院患者に対する歯科医療の提供体制の強化が図られている。このような背景のもと、歯科衛生士が基礎疾患や障害を持つ在宅患者の口腔ケアを担当する機会はますます増えることが予想される。

（3）口腔清掃の法的位置づけ

　介護職員等が家族等からの要請で行っていた医行為や医療的ケアについて、平成17年の通知（「医師法第17条、歯科医師法第17条及び保健師助産師看護師法第31条の解釈について」医政発第0726005号、平成17年7月26日、医政局長通知）により、口腔清掃は医行為でないものとして整理された。通知では口腔清掃を、「重度の歯周病等がない場合の日常的な口腔内の刷掃・清拭において、歯ブラシや綿棒又は巻き綿子などを用いて、歯、口腔粘膜、舌に付着している汚れを取り除き、清潔にすること」と記載している。一方、注釈として、「病状が不安定であることなどにより専門的な管理が必要な場合には、医行為であるとされる場合もありえる。このため、介護サービス事業者などはサービス担当者会議の開催時などに、必要に応じて、医師、歯科医師又は看護職員に対して、そうした専門的な管理が必要な状態であるかどうか確認することが考えられる。さらに、病状の急変が生じた場合、その他必要な場合は、医師、歯科医師又は看護職員に連絡を行う等の必要な措置を速やかに講じる必要がある。」とし、また、「業として行う場合には、実施者に対して一定の研修や訓練が行われることが望ましいことは当然であり、介護サービスなどの場で就労する者の研修の必要性を否定するものではない。また、介護サービスの事業者等は、事業遂行上、安全にこれらの行為が行われるよう監督することが求められる。」としており、日常的な口腔ケアであっても、医療職との連携とともに研修や訓練を行う必要がある。

（4）歯科衛生士による喀痰吸引

　介護職による喀痰の吸引については、当面のやむを得ない措置として、一定の要件の下に運用（実質的違法性阻却）されてきたが、将来にわたって、より安全な提供を行えるよう法制化することになり、平成27年度から介護福祉士および介護職員のうち認定特定行為業務従事者は、医師などの指導のもと、日常生活を営むのに必要な行為として実施できることになった。

　歯科衛生士による喀痰吸引については、法的解釈は明示されていないものの、日本歯科医学会の歯科衛生士業務に関わる検討会において、各専門学会からの学術的な見地をとりまとめた「歯科衛生士の診療の補助業務についての考え方（平成20年6月16日）」が示された。普通以上の技能を持つ歯科衛生士は、日本障害者歯

4. 地域包括ケアシステムにおける歯科の位置づけ

表1　喀痰吸引の実施者の要件

Ⅰ）必須要件
　　気管吸引を実施する者は以下の全てを満たすことを推奨する。
　1）気道や肺、人工気道などに関しての解剖学的知識がある。
　2）患者の病態についての知識がある。
　3）適切な使用器具名称がわかり適切な手技が実施できる。
　4）気管吸引の適応と制限を理解している。
　5）胸部理学的所見などからアセスメントができる。
　6）合併症と、合併症が生じたときの対処法を知り実践できる。
　7）感染予防と器具の消毒・滅菌に関する知識と手洗いを励行できる。
　8）経皮酸素飽和度モニタについて理解している。
　9）侵襲性の少ない排痰法（呼吸理学療法など）の方法を知り実践できる。
　10）人工呼吸器使用者に対して行う場合；人工呼吸器のアラーム機能と緊急避難的な操作法を
　　　理解している。
Ⅱ）望まれる要件
　　必須要件ではないが以下の要件を満たすことが望ましい。
　1）心肺蘇生法の適応を理解し実施できる。
　2）心電図について一般的な理解がある。
　3）人工呼吸器の一般的な使用方法を理解している。

日本呼吸療法医学会「気管吸引ガイドライン2013（成人で人工気道を有する患者のための）」より抜粋

科学会の行う研修などを経たうえで、相対的歯科医行為として実施できるとしている。一方、この報告書の冒頭で、「歯科衛生士業務の法的解釈については、歯科衛生士法を所管する厚生労働省医政局歯科保健課に一義的に法的解釈権があり、事態によっては司法が判断を下すものであり、今回、歯科医学会の示す歯科衛生士の診療の補助業務についての考え方は、歯科医療における学問的権威の見解であり、それがそのまま法的な規範となるものではないが、各方面においてその見解が尊重されることになるもの」としている。

喀痰吸引の実施者は、安全に吸痰を行うために、日本呼吸療法医学会「気管吸引ガイドライン2013（成人で人工気道を有する対象者のための）」で示す要件を満たしておくことが望まれる（表1）。

（5）シームレスな口腔機能支援体制の構築

介護サービスの需要が高まったことから、介護職による医療的介入に対して社会的な容認が増したことを受け、介護業務にかかる法的整理が進んできた。口腔機能管理においても、介護職が行う日常的な口腔ケアが法的に整理されたことから、今後は介護職による口腔ケアの質の向上が求められる。また、日常的な口腔ケアは歯科医業の独占事項としないと解釈されたことから、歯科医療職には、より専門性の高い口腔機能管理が求められる。このような日常的・専門的な口腔機能管理の棲み分けが進むとともに、介護と歯科医療の連携のもと、シームレスな口腔機能支援を行うための体制づくりが必要である。また、介護職に口腔ケアに関する技能・知識が求められると同様に、歯科医療職、特に口腔機能管理の実践者である歯科衛生士には、体位変換やベッドから車いすへの移乗など、安全に口腔ケアを実施するための、基本的な介護技能・知識が必須である。

5. 地域包括ケアにおける口腔ケアの重要性―看護師の立場から―

医療介護総合確保推進法（平成24年）により、地域の医療と介護の総合的な確保を目指して、医療法や介護保険法など19の法律が改正された。医療法関連では地域医療構想が、介護保険関連では地域包括ケアシステムが重要施策として位置づけられ、入院（入所）・退院（退所）・在宅を通じて切れ目のないケアサービスを提供するため、医療と介護の連携を強化することが示された。そのなかでは、24時間対応の在宅医療、訪問看護やリハビリテーションの充実強化が掲げられ、高齢者ケアにおける多職種連携の重要性は一層増した。

（1）多職種協働とチームケアの必要性

医療機関だけでなく高齢者施設でも多職種協働とチームケアが広がっている。ケアには「場の連続性」と「時間の連続性」が求められることから、チーム医療やさまざまな職種との協働が必須である。医療や福祉の専門職と連携し、多職種のなかで看護職の役割を果たすことができるように、情報を的確に把握し共有すること、ほかの職種の専門職の教育背景や役割をよく理解することが必要となる。

（2）自己決定支援の重要性

どのような健康の段階にあっても、ケア職として重要なことは、人類愛に基づく人権尊重であり、具体的には相手の尊厳を守ったケアの提供である。自立支援はもちろんであるが、支援が必要な状態であっても、高齢者本人のニードや意思を尊重した自己決定支援が、ケアのすべての場面で求められる。何気ない日常のケアも、人生の最終章における看取りに関するケアも、まずは高齢者本人の意思を尊重し、家族の思いとの折り合いをつけるような働きかけが求められる。

（3）介護職の医療処置とチームケア

2010年から特別養護老人ホームにおける「痰の吸引と胃ろう処置」に関して、ある一定の条件をつけ介護職員が実施できるシステムが導入された。療養型病床から介護保険施設への移行が進むなか、看護職の配置の少ない高齢者施設でも入所者の医療依存度が今後一層増加し、特に夜間や休日でも継続する医療処置に対応していくには多くの困難がある。「保健師助産師看護師法」第31条の「看護師でない者は第5条に規定する業をしてはならない。ただし、医師法、歯科医師法の規定に基づいて行う場合は、この限りではない。」の解釈を越えて、すでに2005年の通達では、対象者の状態が安定している場合と限定しながらも、「医業」でない行為をいくつか挙げている。たとえば、「水銀体温計・電子体温計での体温測定」、「電子血圧計での血圧測定」、「パルスオキシメーターの装着」、「爪きり・爪やすり使用」、「口腔内清掃」、「耳垢除去」、「ストマの排泄物処理」などである。

このように、高齢者ケアや看護の原則は同じであっても、ケア提供システムは変化していく。特に、従来「医業」とされていた行為を介護職員が実施するにあたり、強調されていることは「多職種連携とチーム医療」であり、高齢社会が進展するなか、今後もケア提供システムは変化していくと思われる。

（4）地域包括ケアシステムにおける口腔ケアの重要性

このような、入院（入所）・退院（退所）・在宅を通じて切れ目のないケアサービスの提供が求められるなか、歯科医師や歯科衛生士による直接的な口腔ケアや、看護・介護職への口腔ケア指導はますます重要になっている。もともと、口腔ケアのエビデンスとして、歯と口腔内の清掃による口腔の機能保全や爽快感のみならず、脳への刺激が得られ生活全般を活性化することが知られている。また、噛む力や飲み込む力は、

食事や栄養に直接かかわる。必要な栄養を日常的に経口摂取できれば体重維持や体力温存につながる。また、口腔が良好に保たれれば、他者とのコミュニケーションに対する意欲へつながる。

入院（入所）・退院（退所）・在宅のどの場においても、ケア対象者の個別性に合った口腔ケアが切れ目なく提供されることは、地域包括ケアの基盤を支えることと言っても過言ではない。特に、毎日、複数回実施される口腔ケア（セルフケアも含む）は日常的であるがゆえに、自分自身が毎日実施してきたことではあるが、その積み重ねのケアの重要性が見過ごされがちである。口腔ケアを含めた、毎日の日常ケアを良質に提供することが、看取り期も通じて重要であり、そのことがケア対象者のQOLを決定することを肝に銘じておきたい。

コラム　満足感が高い口腔ケア

看護師が経営する小規模な有料老人ホームの例

山あいのリゾート地に立地する20人が暮らす小規模な有料老人ホーム。入居する方に丁寧で質の高いケアを提供していると評判のホームである。見学研修の機会に居間でくつろぐ入居者と、ここでの楽しみについてお話しした。すると複数人から「毎日の食事が美味しく食べられること」、そのためには「週1回の歯科衛生士による口腔清掃が欠かせないこと」を伺った。

このホームでは介護保険による口腔機能維持管理加算等がない時代から、歯科衛生士の訪問を週2回受け、20人の入居者の口腔保健や口腔清掃を担当してもらっている。

ホーム開設時から看護師である施設長は口腔ケアの重要性を強く意識し、毎日の介護スタッフによる口腔ケア支援や見守りにも力を入れていた。しかし、何より口腔保健のプロである歯科衛生士の口腔清掃に対する、入居者の満足感の高さは際立っているという。

また、入居以前に食欲がなく体重減少が目立っていた方も、入居後の一連のケアで栄養状態も向上する変化が多くみられるとのこと。自立度の高い入居者の「自分でも歯磨きするけど、歯科衛生士にやってもらった後は気持ち良さが違うのよね」という言葉が耳に残っている。

口腔ケアの時間は1対1で、自分だけにケアスタッフが対応する貴重で特別な時間として認識される。自分のためのケアの時間という満足感と、具体的に清涼感や爽快感を得ることが可能であり、介護や支援の必要のない人にも予防的にかかわることができる満足感が高いケアである。

九州看護福祉大学　生野繁子

引用文献

1）森川美鈴：保健医療科学，：2016，65（1）16-23.
2）厚生労働省：終末期医療に関する調査，2010.
3）内閣府：平成24年度 高齢者の健康に関する意識調査結果，2012.
4）厚生労働省：第1回 歯科医師の資質向上等に関する検討会，2015.

ケーススタディ No.1 訪問歯科診療の実際 ～熊本震災を乗り越えて～

　在宅歯科医療では、歯科医師と歯科衛生士が、歯科診療所に通院することが困難な方を対象に、病院、施設、在宅、障害児・者施設に赴いて、歯科治療と口腔ケア、口腔機能向上・維持・回復のリハビリテーションを行います。歯科治療と専門的口腔ケアを継続して受けることにより、摂食咀嚼嚥下機能、発声・発語、呼吸、表情に対するアプローチにより、口腔機能や口腔環境が改善され、高齢者に多い低栄養が改善し、誤嚥性肺炎の予防や疾患予防などの効果があり、生活の質の向上に寄与することができます。

　取り組み事例として　～摂食嚥下障害の患者家族からの依頼～

　患者：Tさん（60代男性）

　疾患：右内頸動脈閉塞による重度四肢麻痺・水頭症・胃瘻造設、要介護5

　家族構成：義母と同居の3人暮らし

＜発症～在宅復帰＞

　平成15年9月：右内頸動脈閉塞発症、脳神経外科より救急病院搬送、意識状態悪化・外減圧施行・水頭症（L-Pシャント術施行）（図1）、肺炎を併発して挿管・気管切開、以後3回L-Pシャント術施行するも閉塞を繰り返しました。

　平成18年6月：一般状態が安定、妻の強い希望にて、外出・外泊訓練を経て、酸素2L投与の状態で7月末在宅復帰となりました（図2）。

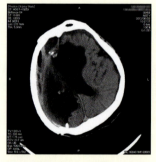
図1　発症時のCT画像

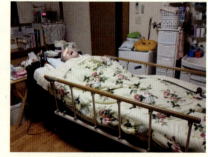
図2　在宅での様子

　平成24年12月：担当のケアマネジャーが交代となり、奥様の希望に添った積極的な訪問リハビリテーションが実施されました。その結果、身体機能が徐々に回復し、坐位をとれるようになり、念願の普通の車いすに乗れるようになりました。排便ができるようになり、器械を使い歩行の訓練も開始されました。

＜在宅歯科診療＞

　平成26年3月、「14年前に脳梗塞のため四肢麻痺で寝たきりとなったTさん」から訪問歯科診療の依頼を受けました。平成23年からの回復に伴い、奥様はかねてからの希望である「食べること」と「話をすること」への期待が高まっており、奥様の要望は、食べるようになってほしい、声が出るようになってほしい、矯正治療をしてほしい、でした。

　長年にわたってお口から食べていないTさんのために、無理なく何ができるか色々と考えました。最初は、

口腔機能のアプローチとして過敏状態を取るためにストレッチやマッサージを行い、口腔に刺激を与え続けました。それから声をかけながら口腔清掃とともに間接訓練を行いました。その後、自宅でＶＥ検査を行い（図3）、多職種と連携しながら、直接訓練として、とろみ剤を使い口から食べる訓練をして行きました。すぐにむせが起こり、一進一退を繰り返しながら訓練をしていきましたが、なかなか成果があがりませんでした。そんななかで、熊本震災が起こりました。日頃から、在宅療養をしているＴさんのために、非常時に備えて、地域の方々が災害避難訓練をしていました。そのお陰で、Ｔさんご夫婦は地域の方々の協力ですぐに避難所に避難することができました。そこに、大学を含む県外からの支援チームの方々がかかわる中で、口腔機能に関する助言をいただき、今までのアプローチからより積極的に嚥下機能の賦活化の取り組みを行うようになりました。

　震災後に自宅の戻られたＴさんは、訪問入浴を週に3回、訪問リハビリを週に3回、デイケアへは週に3回、訪問看護も加わり、そして訪問歯科で週に1回の摂食嚥下訓練を行いました。口から食べることが0の状態から、現在は、柑橘系の100％ジュースにとろみをつけて30mL、クラッシュゼリーを50mL摂ることができるようになりました。

　摂食嚥下訓練は、本人とご家族の意思、歯科医療側の熱意、そしてかかわる多職種の協力があって初めてうまく行くことを実感した症例です。担当者会議には、主治医をはじめサービス担当者が20名以上集まりＴさんのことを考えています（図4）。

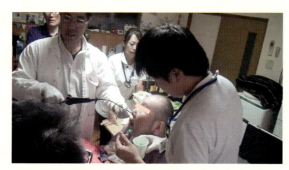
図3　嚥下内視鏡検査の様子

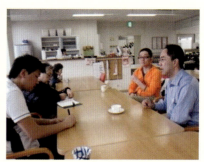
図4　担当者会議の様子

＜おわりに＞
　在宅歯科医療は、ご本人とご家族が在宅での療養を望む気持ちをくみして、その方にかかわるすべての方々と協働しながら進めて行く医療です。口腔に対するアプローチは、歯科医療が果たす重要な役割であり、在宅療養者の生きる意欲を引き出す縁となると考えています。

II 口腔ケアに必要な移動・歩行の介助

Point!
- ☐ 口腔ケアの際には可能な限り離床させ、洗面台へ移動させる。
- ☐ 車いすの基本操作を理解する。
- ☐ 杖歩行の介助方法を理解する。
- ☐ 視覚障がい者の移動の介助を理解する。

1. 口腔ケア時に離床する意義

　口腔ケアを行う際には、可能な限り離床させ洗面台へ移動することが好ましい。対象者の負担にならないようベッド上での口腔ケアを選択しがちであるが、リハビリテーションの視点に立つと、側臥位やファーラー位は対象者にとって安楽な姿勢だが、安楽な姿勢を長期間とり続けると、筋の廃用や生理機能への刺激の低下により、ますます生活機能を低下させる原因となる。対象者にとって、口腔ケアは体を起こし、坐位をとる良い機会であることから、対象者の状態に応じて積極的に離床を促す。

＜坐位の利点＞

　坐位をとることで、五感が刺激され、覚醒レベルが上がる。体を起こすことで、横隔膜が下降し、胸郭が広がって換気量が増え、呼吸筋が刺激される。呼吸筋の活動が増すと、胸や肩とともに、頭を支え姿勢を保持するための筋群や嚥下に関与する筋群の筋力も向上する。これらのことから、口腔ケア時に積極的に坐位をとることは、摂食嚥下できる体づくりにつながる。

　ベッドから車いすに移乗し、洗面台まで移動することで、対象者の視界が変化するとともに、移動時の重力を感じる。物を触ることで触覚・温覚が刺激される。また、洗面台に向かうという生活場面の変化が過去の生活を想起する。これらのことは、認知機能の賦活化に有効である。

　近年では、積極的に坐位を長時間保持させて、大脳皮質や自律神経の活動を促したり、筋機能を向上させたりすることを目的とした「背面解放坐位(注)」が注目されている。背面解放坐位は1日あたり30分程度で効果があると報告されていることから[1]、口腔ケアは所要時間からみても背面解放坐位を行う機会として適している。

> (注) **背面解放坐位**
> 　できるだけ背面を支持しない空間をつくり、背筋を伸ばし脊柱の自然なS字カーブを損なわない姿勢で、ベッドの端に座り足底をきちんと接地した姿勢のこと（看護学事典 第2版 2011）。
> 　背面開放坐位は、寝たきりになりやすい高齢者重度意識障がい患者、認知症患者に適用される。一方、慢性期患者では拘縮などがあると背面解放坐位を行うための体づくりから始める必要があることから、最近では、ICUなど超急性期から背面解放坐位を導入し、原疾患が回復傾向となったときに廃用症候群や人工呼吸器の離脱困難を予防する試みがなされている（背面解放坐位Q&A 日本看護技術学会技術研究成果検討委員会ポジショニング班編 2017）。

2．車いすの各名称と杖の種類

（1）車いすの各名称

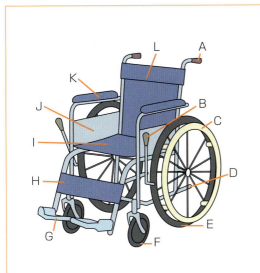

A　グリップ
B　ブレーキ
C　ハンドリム
　　（対象者が自走する時に使用する）
D　ティッピングレバー
　　（足で踏んでキャスターを上げる時に使用する）
E　駆動輪
F　キャスター
G　フットレスト
H　レッグレスト
　　（フットレストから足の落下を防ぐ）
I　シート
J　サイドガード
　　（衣服が車輪に絡まるのを防ぐ）
K　アームレスト
L　バックレスト

（2）杖の種類

ADLの程度に合わせてさまざまな杖を使用する。

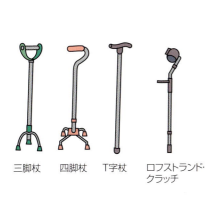

三脚杖　四脚杖　T字杖　ロフストランド・クラッチ

三脚杖・四脚杖
　歩行が不安定な場合には、安定性に優れた多脚杖を用いる。すべての脚が同じ高さで接地しなければ転倒の原因になるので、地面が平らな場所での使用に限る。

T字杖
　腕の力があり、歩行が安定している場合に用いる。

ロフストランド・クラッチ
　腕を固定することができ、2カ所で身体を支えるため、腕の力が弱い場合に用いる。T字杖よりも安定した歩行ができる。

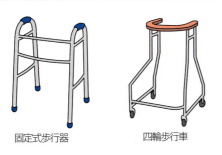

固定式歩行器　四輪歩行車

歩行器
　杖歩行が困難な場合で立位が可能な場合に使用する。固定式歩行器やキャスターが付いた肘当て付き四輪歩行車等がある。

3．移動・歩行の介助

（1）車いすによる対象者の移動

　車いすは歩くスピードよりも早く感じるため、対象者は恐怖を感じる。特に、車いすの介助に慣れていない人が、背後から速いスピードで車いすを押すと対象者は強い恐怖感を覚えるので、信頼関係を築くためにもしっかりコミュニケーションをとってから使用する。

①対象者を車いすに移乗する前に
　★タイヤの空気圧
　★ブレーキ
　等を整備する。

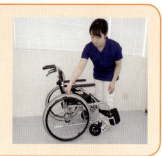

②移動する前に対象者の足がしっかりフットレストに乗っているかを確認する。
　車いすの種類によっては、レッグレストがないものもあるため、麻痺側の足が落下しないように注意する。
③麻痺などで身体が大きく傾く場合は、クッションやバスタオルを挟み込み安定する姿勢にする（P.21　図2、P.25　図10 参照）。
④麻痺側の手や衣服が車いすから出ていると駆動輪に巻き込んでしまうのでサイドガード内に納まっているかを確認する。

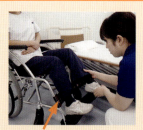

レッグレスト

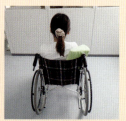

⑤対象者の足のかかととキャスターがぶつかっていると、押しても車いすが前進しない場合がある。無理に押すと対象者のかかとを剥離させる事故に至る。
　★キャスターが前進する方向に真っすぐになっているか。
　★対象者のかかとが内側に入りすぎていないか。
　を確認する。

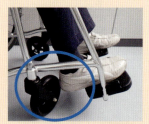

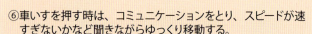

速さはどうですか？
今から洗面台へ移動
しますね。

⑥車いすを押す時は、コミュニケーションをとり、スピードが速すぎないかなど聞きながらゆっくり移動する。
⑦術者が思っている以上に車いすの長さと幅があるので、考慮しながら進む。フットレストがドアに当たらないように前もって停止したり、曲がる際にぶつからないように大回りする必要がある。

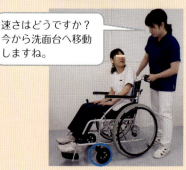

（2）段差がある場所の操作

　段差を上がるときや溝を越えるとき、砂利道には、キャスターが移動の妨げになるため、ティッピングレバーを利用してキャスターを上げる。対象者の安定が悪い場合は、安全ベルトを装着する。

段差を上がる

①段差の手前で、術者はティッピングレバーを片足で踏んでキャスターを持ち上げる。体重が重たい対象者など、持ち上げることが困難な場合は、ティッピングレバーを踏みながらグリップを下に押してに術者の体重をかける。

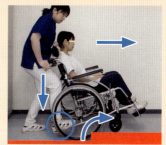

②キャスターが段差を越えたら、グリップを持ち上げて駆動輪を段差に上げて乗り越える。

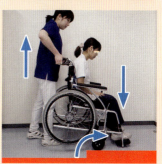

※溝も同様の操作を行う。

段差を下りる

①車いすを後ろ向きにして、対象者の背中側から下りる。後ろ向きのため、対象者は恐怖を感じるので、ゆっくり声かけを行いながら移動する。
②段差でグリップを持ち上げ、駆動輪を上げて段差をゆっくり下りる。

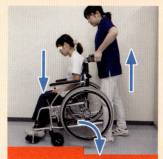

③ティッピングレバーを片足で踏みながら、グリップを下に押すようにして、キャスターを上げ浮かせる。
④後ろにさがり段差を越えたらキャスターをゆっくり下ろす。

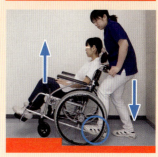

(3) 杖を使用した対象者の移動（三動作歩行）

①杖は、麻痺のある脚と反対側（健側）の手で持つ。

 健側で杖を持ってもらいましょう。
例）右が不自由→左手

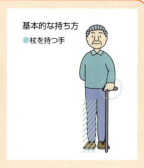

②杖の長さは、杖を持つ方の脚から前・横15cmほど離れた位置から肘を軽く曲げた時の手までを目安にする。

 短すぎると身体全体が前かがみになりバランスを崩します。長すぎると先端が地面と密着しづらくなり杖が滑りやすくなります。

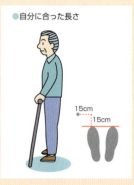

③杖の先にはゴムのキャップがはめてあり、杖が滑るのを防いでいる。ゴムが減っていないか確認する。

 ゴムが減っていると滑りやすく転倒の危険性があります。

④術者は、介助が必要な側の少し後ろから脇や腰に手を添えて介助する。

⑤「イチ」と声かけを行いながら、対象者に杖を前方に出してもらう。
⑥「ニイ」と声をかけながら、杖を持っていないほう（麻痺側）の足を出してもらう。
⑦「サン」と声をかけながら、両足を揃えてもらう。

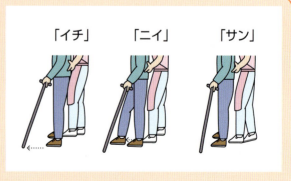

※歩行が安定している場合は、杖と杖を持っていない側（麻痺側）の足を同時に出してもらう二動作歩行でも良い。

4．視覚障がい者の移動

①術者は、対象者を洗面台へ誘導することを始めに説明しておく。その際、できるだけ広いスペースを確保できるルートを事前に確認しておく。
②術者は、杖歩行の時とは逆に、対象者の半歩前に立つ。

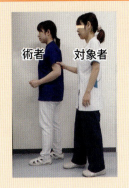
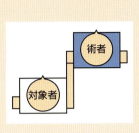

③対象者には親指が外側に来るようにして術者の腕をつかんでもらう。
④術者は脇をしめて、対象者のペースに合わせて歩く。

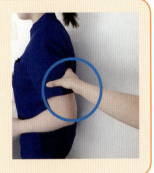

⑤障害物に対象者が当たらないように配慮し、誘導中の状況を適切に声かけしながら歩く。

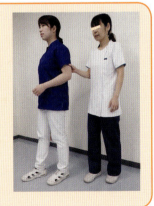

引用文献
1）大久保暢子，野島厚子，林輝子ほか：慢性期意識障害患者の背面開放座位に関する適応基準の分析，聖路加看護大学紀要，34，46-54：2008．

参考文献
　菅山信子：早引き介護用語ハンドブック　第4版，ナツメ社：東京，2013．
　福祉・介護ブレーン編集：イラストで徹底解説！　その動作の理由がよくわかる 介護実技の基本のき，誠文堂新光社：東京，2014．

介護技術の基本

Point!
- ☐ 介護が必要な方に口腔ケアを行う際は、介護の基本的な原則（安全・安楽、自立支援、個人の尊厳）を踏まえて介入する。
- ☐ 力学を応用したボディメカニクスの基本を習得すると、介護が安全で最小の労力で行える。
- ☐ 麻痺や筋力の低下した対象者にはクッションやバスタオルを活用して体位を安定させる。

1．介護の原則

　安全・安楽、自立支援、および個人の尊厳の3項目は、介護の原則として広く知られている[1]。ここでは、口腔ケアを行うにあたり、介護の原則として介護福祉士の実技試験で示されている項目について、現場で実践すべき事柄を概説する。

（1）安全・安楽

　口腔ケア介入の前に、前回介入した後から当日までの口腔を含めた全身に関する情報を収集するため、病院や施設のカルテを閲覧する。その後、対象者に直接、体調を確認し、意識レベルやバイタルの確認をすることで、事故を予防することができる。

① 転落・転倒を防止する

　口腔ケアを開始する前に、室内の環境を整備する。車いすに移乗する際、邪魔になる物を片づけて、できるだけ広いスペースを確保する。また、点滴や栄養チューブ、電子機器のコードなどの位置を確認しておくことで、点滴の抜去、ベッドを起こした際の断線、足に引っかかっての転倒等の事故を防ぐ。

　ベッド上で口腔ケアを実施する際には、ベッドサイドの整理整頓から始めて、スペースを確保する。

② 麻痺側を保護する

　口腔ケア介入前には、対象者の麻痺の有無を把握しておく。居室へ訪問し、対象者へ声かけする時は、健側から行う。対象者の体位を側臥位に変換する際は、健側を下に、麻痺側を上にする。移乗や移動する際は、麻痺側を保護しながら介助する。その際、すべてを介助せず、健側を活用してもらうよう対象者に協力をお願いすれば、術者の負担は軽減し安全に行え、また、対象者の残存機能向上にも有効である。

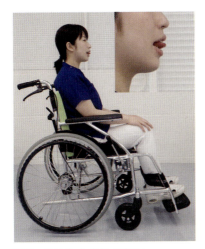
図1　安定した坐位の確保

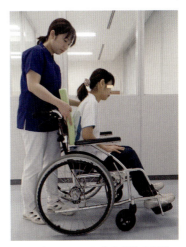
図2　クッションによる坐位の調整

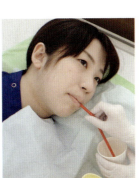
図3-1　ストローの応用

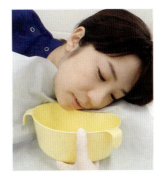
図3-2　健側を下にしたうがい

③　口腔ケア時の誤嚥を予防する

　誤嚥は、摂食嚥下に障害がある場合に生じやすい。摂食嚥下障害の原因は、脳血管障害等の神経疾患による機能的な異常、認知機能の異常、薬剤による影響、廃用症候群、舌癌、咽頭癌などによる器質的異常等がある。

　口腔ケアを行う際に誤嚥を予防するため、対象者の体幹を安定させる。対象者にはできる限り椅子に座ってもらい、頭は真っすぐ直立し、顎を少し引いてもらい、頸部前屈位をとらせる。その際、軽く口を開け、出した舌が床と平行になっていることを確認する。体幹は、股関節、膝関節を90°かそれよりやや大きく保ち、足底を床にしっかりつけて安定させる[2]（P.24　表1）。

　車いすの場合は、座面のシートが柔らかく、お尻の部分が沈み込みやすいため、頭頸部が後屈しやすい。背中にクッションやバスタオルを入れて調整する（図1）。足底が床につかない場合は、フットレストもしくは足台を準備して安定させる。片麻痺によって傾きがある場合は、クッションやタオルを入れて調整する（P.25 図10 参照）。

　うがいについて、口腔内に麻痺がある場合、健側から吸い飲みやストローなどを用いて水を含んでもらう（図3-1）。坐位が保てない対象者のうち麻痺がある場合は、健側を下に、麻痺側を上にした側臥位にすることで、重力でうがいの水が健側に溜まるので、誤嚥を防ぐことができる（図3-2）。

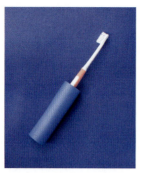
図 4-1 把持部を太くした歯ブラシ

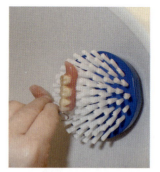
図 4-2 壁に吸盤でつけたブラシ

（2）自立支援

介護が必要な対象者には、すべてを介助してしまいがちであるが、残存機能の維持向上を促進するため、また、対象者の意欲を促進するために、「できること」と「できないこと」を明確に区分して、過剰な介護にならないよう、介入計画を吟味する。

① 残存機能を活用する

残存機能の活用は、全身および口腔の廃用症候群の予防に重要である。対象者が片麻痺の場合は、麻痺側を保護しながら安全に移動できるよう導きながら自立を支援する。口腔ケアでは、歯ブラシを持ちやすくする（図 4-1）、義歯の清掃用にブラシを吸盤で壁に付ける（図 4-2）等、残存機能を最大限活かせるような工夫を提案しながら、時間をかけても自立を支援する。

② 意欲を促進する

指導の際、できないところばかりを指摘すると対象者は意欲を失ってしまう。対象者とともに無理のない期間で達成可能な目標を考え、一つ一つを評価し、励まし、褒めながら、目標達成の喜びを対象者と分かち合うことで、意欲を促進し、残存機能の維持向上を目指す。

（3）個人の尊厳

① 自己決定してもらう

口腔ケアは、口腔内を清潔に保ち、口腔疾患や気道感染を予防するだけでなく、口腔機能の維持向上や社会性の回復にもつながることが明らかにされているものの、対象者の意思を無視して口腔ケアを押しつけることはできない。口腔ケアを受けることを決めるのは対象者自身であるため、対象者の意思を尊重することが大切である。

② コミュニケーションをとる

人に口を開けて見せることは、誰もが恥ずかしいことであり抵抗がある。いきなり口を診るのではなく、対象者の全体像をとらえ、どのような問題を抱えているのか傾聴する。受容的、共感的態度で、信頼関係を構築することが口腔ケアの第一歩である。対象者と目線を合わせて話し、体に触れる、手を握るなどの、ノンバーバルコミュニケーション（言葉だけではないコミュニケーション）も活用する。

③ 説明し承諾を得る（インフォームドコンセント）

専門用語は避けてこれから行うすべての内容をわかりやすく事前に説明しておく。

2．ボディメカニクスの基本原則

ボディメカニクスとは、体の運動機能である骨や関節、そして筋肉や神経の相互関係の総称である。これらを理解し、力学を応用することで術者は安全で最小の労力で介護が行えるようになる。

① **両足を広く開き重心を低くする**

術者は、左右の足底の面とその間を広くとり自らの身体を安定させる。足の幅は広いほど支持基底面が広がるので安定が増す（図 5-1）。さらに、膝を曲げて腰を落とすことで重心を低くする（図 5-2）。

② **対象者に接近する**

対象者にできるだけ近づくことで術者は最小の力で介助できる（図 6）。

③ **腰と肩を平行に保つ**

腰と肩を平行に保ち、体をねじらないように心がけることで、腰痛を予防できる。

④ **テコの原理を使用する**

対象者の移動は水平移動を心がける。その際、テコの原理を使用しながら、対象者を押す動作よりも引く動作で介護すると最小の力で移動させることができる（図 7-1、7-2）。

⑤ **対象者の体を一つにまとめて動かす**

対象者の手を胸の上においてもらう等、体をできるだけ小さく一つにまとめると楽に移動できる。

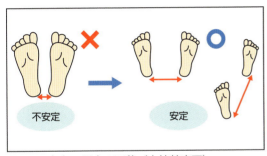

図 5-1　左右の足底の面積（支持基底面）

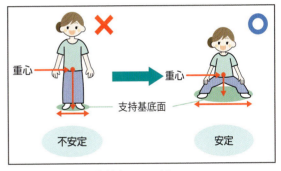

図 5-2　重心と支持基底面の関係

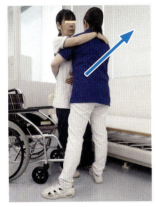

図 6　対象者と術者の位置関係
できるだけ接近して介助する。

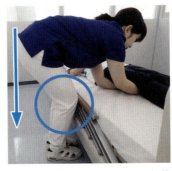

図 7-1　てこの原理を応用した移動

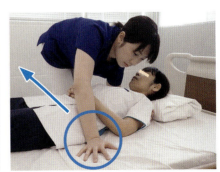

図 7-2　支点と移動方向の関係

3. 体位の種類

口腔ケアの際、対象者にとらせる体位として、坐位、車いす坐位、ファーラー位、セミファーラー位、仰臥位、側臥位がある（**表1**）。

表1 口腔ケア時に採用する体位

坐位	車いす坐位
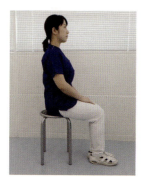 足関節、膝関節、股関節が90°になる状態	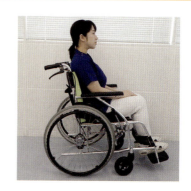
ファーラー位	セミファーラー位
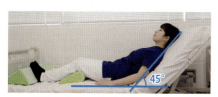 上半身を45°程度起こした状態 ※口腔機能訓練を行う場合は、できるだけ（60°程度）起こした方が望ましい。	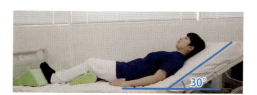 上半身を15°から30°起こした状態
仰臥位	側臥位
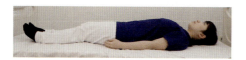 仰向けの状態	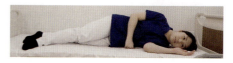 横向きの状態

4. 介護用クッションの活用

介護用クッションは、褥瘡防止や、体位変換、体位の安定のために用いられる。口腔ケア時においても、対象者の安全・安楽な姿勢を確保するために、介護用クッションやバスタオルを使用すると便利である。

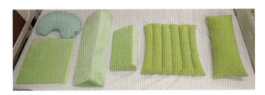
図8　介護用クッション

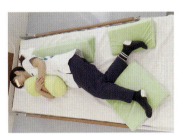
図9　両脚間のクッション

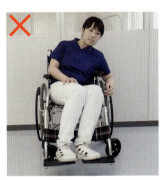
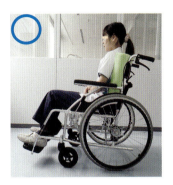
図10　車いすでのクッションの応用

① 対象者を側臥位で口腔ケアを行う場合

対象者を側臥位にした際、三角になった介護用クッションを背中に差し込むと、姿勢が崩れず口腔ケアが行える（図8）。介護用クッションがない場合は、大判バスタオルをきつめに巻いて背中に差し込むとよい。

両脚は交差しないようにする。両脚が開かない場合は、クッションを挟み込む（図9）。

足のかかと等に強く体圧がかかると褥瘡の要因になるため、バスタオルなどでできるだけ広い接触面積になるようにする。

② 対象者をセミファーラー位、ファーラー位で口腔ケアを行う場合

介護用クッションを膝の下と足底に置くことで、ずり落ちを予防でき、体幹が安定する。必要に応じてバスタオル等で整えると安定が増す。

③ 車いす上で口腔ケアを行う場合

麻痺で車いすを使用している対象者では、麻痺側に体が傾きやすい。傾く側にクッションを入れ込み、体幹を安定させ、車いす坐位の姿勢を確保することで、安全安楽に行える（図10）。

引用文献
1）公益社団法人社会福祉振興・試験センター：介護福祉士国家試験試験実技試験出題基準，公益社団法人社会福祉振興・試験センター：東京，2016.
2）冨田かをり：基礎から学ぶ介護シリーズ　摂食嚥下を滑らかに　介護のなかでできる口腔ケアからの対応，中央法規出版：東京，1995.

IV 口腔ケア前の承諾と健康状態の把握

> **Point!**
> ☐ 口腔ケアの実施前に承諾を得る。
> ☐ バイタルサイン（体温、血圧、飽和酸素濃度、脈拍、呼吸）の測定・観察方法を理解する。

　サービスの利用者にとって、すべての支援やケアについて事前承諾を得ることは基本である。もちろん、口腔ケアも実施する前に本人の意思確認は必ず必要である。口腔ケアを実施することがケアプラン等で計画され、その時間が設定されていたとしても、本人の身体や心理状況、社会的人間関係の状況が口腔ケアを行える状態であるのか、事前確認し、ケア対象者がケアを受けることに対する意思決定を支援することは、高齢者の尊厳を守る上でとても大切な事柄の一つである。

１．口腔ケア前の承諾

（１）声かけ

- 「今から歯磨きをしてお口の中をきれいにしますよ。始めてもかまいませんか？」等の声かけをする。
- 本人にあった声かけを行う。
- 本人の聴力・視力を事前に把握し、その人にあったコミュニケーション技法で声かけする。老人性難聴や老眼が進んでいる場合も多く、日常ケアの情報から把握しておく。
- 事前の承諾だけではなく、口腔ケア実施中も安全や安楽の確認のため声かけする。

（２）意識・反応の把握

- 声かけに明瞭に反応した場合、うなずく等の反応が得られたら実施可能と判断できる。
- 可能であれば、口腔ケア実施中の苦痛や急変等に備えて、ケア中止希望の合図（上肢を動かす、顔を左右に振る、ナースコールを鳴らす等）を決めてから開始すると良い。
- 身体面、意識や反応、本人のスケジュールを確認し、口腔ケアが実施できる状況にあるのかを介護者も確認し、曖昧な場合は本人が意思決定できるように支援する。

（３）外見の観察

- 声かけしながら、表情・姿勢・皮膚の状態等を観察し、日常との違和感がないか確認する。また、片麻痺等ある場合は健側と患側を正しく確認しておく。
- 日常生活自立度がBの場合は車いす使用の場合が多く、Cの場合はベッド上での生活が多いと考えられるので、自立度に応じた口腔ケアの実施場所や方法を判断する。

（４）療養環境の観察

- 部屋の状況、ベッドやシーツ類の整頓や汚染状況等に異常がないか確認する。
- 日差しや採光、室温や空調、騒音等の状況は適切か確認する。
- 本人の望む口腔ケアの場所（洗面所・ベッド上・車いす・食卓等）は、口腔ケアが可能な状況であるのかを構造的な面から確認する。

※一般に、以下のような点で問題がなければ、まずは口腔ケアが行える状況である。

- **身体面**：差し迫っての排泄の希望がない、痛み等がない、安楽な姿勢であり疲れ等の訴えがない、食欲や食事摂取に異常がない、等
- **意識・反応**：意識が明瞭である、声かけに反応を返す、憂うつな表情でない、等
- **本人が認識するスケジュール**：面会・電話等の予定がない、ほかの入居者等との交流時間ではない、好きなテレビ番組等の時間ではない、本人が口腔ケアの時間と捉える時間帯である、等

2．バイタルサインの測定方法

バイタルサインは「生命の（vital）兆候（signs）」であり、人が生きていく上で最低限必要な生体情報である。異常の早期発見のための重要な観察項目であり、一般には体温、脈拍、呼吸、血圧を指し、場合によっては意識状態も含む。バイタルサイン測定の目的は、①健康状態や平常状態の把握、②異常の発見、③異常の程度の把握等である。ここでは、電子機器を利用した体温、血圧、飽和酸素濃度、脈拍および呼吸の測定・観察方法を説明する。

（1）体温測定

① 体温の基礎知識

体温とは生体の温度である。体温は脳の視床下部にある体温調節中枢の働きにより、体内で産生された熱（熱産生）と、体外へ放出する熱（熱放散）によって一定に保たれている。体温測定は腋窩（腋の下）で行うのが一般的であるが、口腔・直腸・外耳で測定する場合もある。

② 電子体温計の種類

- **腋窩用（口腔用）体温計**：予測式を取り入れた測定方法で、測定が完了するとアラーム音が鳴る等使いやすい。20〜60秒で測定が完了する。電池が必要であり、電池切れ等の確認を忘れがちになるので注意が必要。
- **耳式体温計**：より体内の中核温に近い測定値が瞬時に得られる。動きが激しい場合や体温測定の意味が理解できない場合には有効な測定機器である。

③ 測定の手順（腋窩用電子体温計の場合）

	NO	チェック項目	✓
実施前	1	前回の体温測定値を把握しておく	☐
	2	腋窩用の電子体温計を準備する	☐
	3	体温計の液晶表示が正常か確認する	☐
	4	対象者に測定の説明をし、同意を得る	☐
	5	手洗いを行う	☐
	6	腋窩部の発汗を確認し、軽く拭く	☐
実施	7	先端が腋窩中央部にあたるよう体温計を挿入する	☐
	8	片麻痺の場合は健側で実施し介護者が押さえる	☐
	9	測定中、顔色・表情・反応等を確認する	☐
	10	アラーム音がなったら取り外して、測定値を確認する	☐
	11	測定値を本人が望む場合は告げる（ケアプラン確認）	☐
実施後	12	体温計を消毒綿等で拭き、正しくケースに納める	☐
	13	記録する	☐
	14	報告する（前測定値との変化がある場合は早めに）	☐

（2）血圧測定

① 血圧の基礎知識

　血圧とは、心臓が全身に血液を送り出す時に動脈の血管壁を押す圧力のことである。心臓の左心室の収縮によって生じる圧力が大動脈を経て全身の動脈へと伝わり、これが血圧として測定される。血圧には個人差や日内変動があり、対象者の日頃の測定値を知っておくことが必要である。WHO／国際高血圧学会ガイドラインでは、収縮期（最大）血圧120mmHg未満かつ拡張期（最小）血圧80mmHg未満が至適血圧、収縮期血圧140mmHg以上または拡張期血圧90mmHg以上を高血圧としている。ここでは、電子体温計を使用した血圧測定の手順を示す。

② 測定の手順（上腕式電子血圧計の場合）

	NO	チェック項目	✓
実施前	1	前回の測定時刻と測定値を把握しておく	☐
	2	電子血圧計を準備し、正常に作動するか確認する	☐
	3	対象者に測定の説明をし、同意を得る	☐
	4	心臓と同じ高さに測定上腕を置くスペースがあるか確認する	☐
実施	5	健側上腕部を可能な限り露出する	☐
	6	手のひらを上に向け、上肢を安定させる	☐
	7	ゴム管の接続部分を肘内側の中央部、中指の延長上にくるように置く	☐
	8	カフの端が肘関節の内側から1〜2cmになるよう巻く	☐
	9	カフは指が2本程度入るきつさで巻く	☐
	10	測定ボタンを押し、測定終了後の測定値を確認する	☐
	11	測定中、顔色・表情・反応等を確認する	☐
	12	測定が終了したことを対象者に告げる	☐
	13	カフを外し、衣服を整える	☐
	14	測定値を本人が望む場合は告げる（ケアプラン確認）	☐
実施後	15	血圧計を正しくケースに納める	☐
	16	記録する	☐
	17	報告する（前測定値との変化がある場合は早めに）	☐

（3）飽和酸素濃度測定

① 飽和酸素濃度の基礎知識

血液中の赤血球のヘモグロビンによって運ばれた酸素の何％が、ヘモグロビンと結合しているかを酸素飽和度という。呼吸による喚起が不十分になると、肺胞から血液に入る酸素の量が減少し低酸素状態となる。このような状況を把握する方法として、皮膚表面から測定するパルスオキシメーターがある。これは血液を採取しなくても酸素飽和度を測定できるもので、センサーを上下肢の指などに当て、数値を読み取る形式である。パルスオキシメーターは動脈中の酸素量を測定するもので、その測定値は正式には「経皮的動脈血酸素飽和度（SpO_2）」といい、基準値は100～95％である。安静時に95％未満の場合は呼吸不全が疑われる。

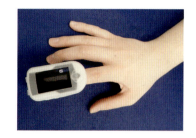

② 飽和酸素濃度測定の手順（指型のパルスオキシメーターの場合）

	NO	チェック項目	✓
実施前	1	前回の測定時刻と測定値を把握しておく	☐
	2	パルスオキシメーターを準備し、正常に作動するか確認する	☐
	3	対象者に測定の説明をし、同意を得る	☐
	4	姿勢が安定しているか確認する	☐
	5	マニュキュアの有無・指先の冷え・袖口の過度の締りを確認する	☐
実施	6	測定する上肢の掌を下に向ける	☐
	7	センサーのついたプローブで指先をはさむ	☐
	8	測定部位が爪にあたっているかを確認する	☐
	9	低血圧や浮腫がある対象者の場合は目を離さない	☐
	10	測定中、顔色や口唇にチアノーゼ等ないか、口すぼめ呼吸等がないかを観察する	☐
	11	測定終了後の測定値を確認する	☐
	12	測定が終了したことを対象者に告げる	☐
	13	測定値を本人が望む場合は告げる（ケアプラン確認）	☐
実施後	14	パルスオキシメーターの皮膚接触部分を、アルコール綿で拭き所定の場所にしまう	☐
	15	記録する	☐
	16	報告する（前測定値との変化がある場合は早めに）	☐

（4）脈拍測定

① 脈拍の基礎知識

脈拍とは、心臓が全身に血液を送り出す時に、体表近くの血管壁がその弾力で拍動したものであり、触知できる。一般には上肢の橈骨動脈や上腕動脈に添って、測定者の第2・3・4指の3つの指先で触れて測定する。緊急時には首の総頸動脈に触れることもある。

一般に成人は1分間に60〜80回程度が正常範囲内とされるが、運動や入浴等により増加することが知られている。100回以上を頻脈といい、リズムが乱れる場合は不整脈という。

② 測定の手順（橈骨動脈での場合）

	NO	チェック項目	✓
実施前	1	前回の測定時刻と測定値を把握しておく	☐
	2	運動や入浴、食事の直後でないか確認する	☐
	3	上腕や手首が露出できるか確認する	☐
	4	対象者に測定の説明をし、同意を得る	☐
実施	5	健側上肢の衣服の袖から手首を露出させる	☐
	6	親指側（橈骨）に添って、第2・3・4指の3指先で触れ、橈骨動脈の拍動する位置を確認する	☐
	7	確認後1分間を目安に拍動数とリズムを読み取る ・不整脈等無い場合は30秒測定し、2倍した値を記録する ・拍動の強弱やリズムの変化がある場合は1分間確認する	☐
	8	呼吸測定をする場合は、このままの状態で継続する	☐
	9	測定中、顔色・表情・反応等を確認する 測定が終了したことを対象者に告げる	☐
	10	指を外し、衣服を整える	☐
	11	測定値を本人が望む場合は告げる（ケアプラン確認）	☐
実施後	12	記録する	☐
	13	報告する（前測定値との変化がある場合は早めに）	☐

（5）呼吸測定
① 呼吸の基礎知識

呼吸とは、肺において酸素を取り入れ、二酸化炭素を排出する働きであり、外呼吸（肺呼吸）と内呼吸（組織呼吸）に分けられる。ここでは外呼吸（肺呼吸）について述べる。一般に1分間に12～18回程度の規則的な呼吸が正常とされる。バイタルサインの中で唯一、個人の意思で回数が変えられるものであるため、測定していることを意識されない工夫が必要である。通常は脈拍測定終了後も指を離さず、胸郭の動きを30秒測定する等の方法を用いる。

② 呼吸測定の手順

	NO	チェック項目	☑
実施前	1	前回の測定時刻と測定値を把握しておく	☐
	2	胸郭の動きが確認できるように、寝具や衣服の状態を確認する	☐
	3	脈拍測定等の機会を利用し測定する	☐
	4	呼吸測定を意識させないよう心がける	☐
実施	5	胸郭の上下の動きを1回として測定する	☐
	6	睡眠中の場合は、鼻腔や口腔の動き等も確認する	☐
	7	呼吸状態（呼吸音や口すぼめ・鼻翼・下顎呼吸）を確認する	☐
	8	測定中、顔色・表情・反応等を確認する	☐
実施後	9	記録する	☐
	10	報告する（前測定値との変化がある場合は早めに）	☐

（6）口腔ケア中止の検討について

口腔ケアは全身状況の改善や、誤嚥性肺炎予防、食欲亢進、爽快感による意欲向上など、療養者や要介護高齢者のQOLにとって、なくてはならないケアである。バイタルサインや本人の全身状態が悪い場合も、口腔ケアが何らかの方法で実施できないかを検討する必要がある。

看取り時においても、口の中を拭くことや湿らすこと等、個別性を考慮した口腔ケアが実施されている。

口腔ケアを中止する時は、看護職や介護職、リハビリ職とも協働しケアプランの変更の必要性を検討し、個人で判断してはならない。対象がどのような場合でも、その状況にあった方法を考え、ケアチームとして口腔ケアの実施を模索する必要がある。

参考文献
小池妙子編：老年看護，生野繁子：第2章・高齢社会の医療と看護，メジカルフレンド社：東京，2016.
生野繁子編：基礎から学ぶ高齢者ケア，金芳堂：京都，2013.
全国訪問看護事業団編：介護職員による喀痰吸引・経管栄養研修テキスト，中央出版：東京，2015.

ケーススタディ No.2 介護の現場から ～看取りと口腔ケア～

　この事例は、2013年に入居された身寄りのない96歳の男性Ａさんが、2年後の2015年5月に末期の肺癌と分かってから亡くなるまでの5カ月間、医療管理と同時に口腔ケアの関わりを強くしたことで、本人が望んだ介護施設での看取りができた事例である。

　2013年12月身寄りのない認知症の男性が入居されました。人との関わりを好まず、1人で過ごす時間が多いＡさんを、私達スタッフが家族の代わりになるよう努めていきました。その甲斐あって、スタッフには少しですが心を開いて下さり、行事にも参加して下さるようになりました。

　入居時から古い総義歯を持たれていたものの、歯茎だけで食事をする習慣がついていたので、きざみ食を提供していました。それでもなんとか食形態の改善をしたいと思い、義歯を作り替えるため訪問歯科と連携をとることとなりました。Ａさんには義歯の使用習慣がなかったことや、認知症で常時装着の意識が保てないなどの問題がありましたが、歯科医師の協力もあって、新しい義歯で食べることができるようになりました。

　今思えば、歯科衛生士資格を有する介護支援専門員として、入社当初は歯科の重要性を考えて行動していたのに、いつのまにか、介護職から相談を受けても、認知力低下で義歯装着を拒むようになったり、義歯がなくても食べられたりする事例では、ほかの介護を優先してしまい、「じゃあ仕方ないね」とあきらめて、訪問歯科との連携をしなくなっていました。そんななか、Ａさんの場合、身寄りがなかったこともあり、外食にも連れて行って差し上げたい、笑顔で過ごしてもらいたい、と本当の家族の様な気持ちで介護ができるようになり、食事を楽しんでほしいと心から願ったことが、食形態を改善する手立てとして新しい義歯製作を思いつき、訪問歯科へ協力要請した動機だったように思います。

　食事を楽しみながら、穏やかな生活が続いた2年後の2015年5月、胸部痛を訴え、総合病院を受診したところ、末期の肺癌でした。

　その数日後から酸素飽和濃度低下が起こり始め、在宅酸素導入となり、1カ月後の6月には食欲不振が続き、肺癌発覚前より5kgも体重が低下しました。食事介助しても口から出してしまうようになり、経口からの栄養と水分が十分に摂取できないため、胃瘻増設を検討することになりました。

　総合病院の担当医からは、「このまま経口摂取がままならない状況が続けば、低栄養および脱水に起因する合併症が予後規定因子となり、余命は長くないと思われます。栄養状態改善を目的とした栄養補給路の確立が急務で、Ａさんの状況から胃瘻増設よりは経鼻胃管留置および交換がベターと考えます。胃瘻増設による栄養状態改善で得られる長期的メリットと、胃瘻増設の周期的リスクを比較すると、リスクが上回ると判断します。胃瘻のリスクとして、上部消化管内視鏡中の麻酔による合併症・直後の誤嚥による呼吸器感染症、栄養状態悪化に伴う胃瘻増設後の瘻孔化不全等があります」との見解をいただきました。

　これらを踏まえ、苦痛を伴わないことを優先に入院の説明をしたところ、Ａさんは、「ご飯は食べとる」「入院はせんでいい。あんた達の所においてくれたらいい」と食事を受けつけない状態であるのに、嘘をついてまで施設にいたいという思いを訴えてこられました。

　入院手続きを進める予定でしたが、悩んだ結果、主治医を含めたスタッフ全員がＡさんの気持ちに寄り添いたいという思いで、施設での看取りを行うことにしました。

　入院予定だった総合病院の担当医からは、こんな回答をいただきました。「長い期間、これまで身寄りのな

いAさんの介護、診療に当たられてきた施設の方の思いに心打たれました。リスクも踏まえて胃瘻増設を希望される際は、当院までご一報下さい」

　ここから施設での看取りのためのチームケアが始まります。

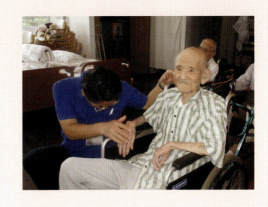

　有料老人ホームでは継続的に痰吸引が行えません。8月頃から口腔内に痰が増えており、体力、嚥下機能が低下するなか、自己喀痰ができなくなる可能性が強まってきました。しかし、Aさんは口腔ケアを非常に嫌がられ、口を開けていただけないこともあり、スタッフは非常に苦戦していました。医師や看護職員が最大限の医療管理を行うなか、丁度この頃、九州歯科大学との共同研究が始まり、大学教員が施設のラウンドを行っていた時期でした。大学教員がAさんの口の周りをマッサージすると、今までが嘘のように口を開けてくれました。私たちスタッフは早速、マッサージでリラックスさせ開口を促す方法、口腔内の状況把握やケア方法について、大学教員から学びました。その甲斐あって、Aさんの口腔内を清潔に保つことができました。

　一般的に、看取り前の口腔内は抵抗力がなくなり、カンジダが発生しやすい、口腔内が極端に乾燥して不快感が強いなど、終末期特有の問題が生じますが、適切な口腔ケアが行えたことで、呼吸音もきれいで、口腔の衛生状態も高く保つことができ、肺炎も起こさず、痰吸引の必要もなく穏やかに過ごすことができました。

　臥床して過ごすことがほとんどの日々でしたが、スタッフがいつもより添い、会話も多く見られ、なにより笑顔が多く、Aさんが私達を癒してくれているようでした。

　9月中旬、スタッフが一番多いお昼前、スタッフが見守るなか、静かに息をひきとられました。

　もしあの時、無歯顎だけど問題ないと思っていたら…。

　もしあの時、痰が増えたことで諦めていたら…。

　もしあの時、口腔ケアに対して専門的な知識を学んでいなかったら…。

　「ここにいさせてくれ」と願ったAさんの願いは叶えて差し上げることはできなかったと思う。口腔は人生の最後まで大切なんだよとAさんが教えて下さったのかもしれません。

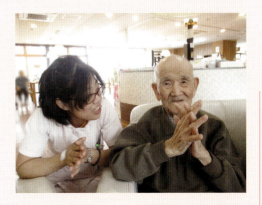

V 口腔機能管理の実際

Point!

- ☐ 歯科衛生過程を活用して、論理的な口腔管理を行う。
- ☐ 歯科衛生過程の各プロセス（アセスメント、歯科衛生診断、計画立案、介入、評価）を理解する。
- ☐ アセスメントでは歯科衛生ニーズを用いて情報から問題とその原因を抽出する。
- ☐ 歯科衛生診断文『「問題」に関連した「原因」』を作成する。
- ☐ 計画には長期目標と短期目標を立てる。
- ☐ 目標が達成できなければ見直しを行い、介入計画を立案し直す。
- ☐ 摂食嚥下障害に関する口腔機能評価の方法を理解する。
- ☐ 機能的な口腔機能管理では対象者の状態に応じて直接訓練と間接訓練を選択する。

1. 歯科衛生過程の概念

　地域包括ケアシステムの現場では、対象者中心のケアを目指し、医療・介護の専門職が多職種協働を実践する。職種の専門性に基づき、PDCAサイクルによる論理的な過程（プロセス）管理が構築されており、看護領域で導入されている看護過程が有名である。介護業務でも介護過程が取り入れられており、介護福祉士養成課程では、介護過程に関する教育内容を「他の科目で学修した知識や技術を統合して、介護過程を展開し、介護計画を立案し、適切な介護サービスの提供が出来る能力を養う学習とする」としている[1]。

　ほかの職種と同様に、歯科衛生士業務にも歯科衛生過程が導入されている。歯科衛生過程は北米で理論構築され2007年に日本に紹介された[2]。現在の歯科衛生士養成課程では必須科目として教育されている[3]。歯科衛生士が、一般の歯科診療はもとより、他の専門職者と協働するためには、専門的意思決定や問題解決の能力が必要である。歯科衛生過程とは「対象者が抱えている問題を明確化し、問題の解決方法を計画し、介入していくために必要な一連の思考とプロセス」のことである[3]。このプロセスは「アセスメント（情報収集・情報処理）」「歯科衛生診断（歯科衛生上の問題の明確化）」「計画立案」「実施」「評価」から構成されている。また、「評価」結果に応じて、介入計画の「見直し」を行う。現在あるいはこれまでの実践をこのプロセスに当てはめることで、「意図的」「科学的」な高い専門性が担保され、実践の記録はエビデンス（科学的根拠）として蓄積される。本章では「歯科衛生過程」の構成要素と各プロセスについて概説する。

（1）歯科衛生アセスメント（Assessment）

　アセスメントでは、次のプロセス「歯科衛生診断」で、歯科衛生上の問題を明確化するために、必要な情報を収集し、一定の枠組みに基づき分類する。分類した情報を処理する際に、情報がもつ口腔保健上の意味を歯科衛生士の視点で考え、問題とその原因は何か判断する。

　アセスメントで重要なことは、歯科医学的な

情報に偏らず、全身状態や生活状況、心理的状態や健康に対する考え方など、対象者を生活者として広く捉えて情報収集することである（図1）。そのために、必要な情報をニーズごとに分類したアセスメントシートを使用する。情報は、対象者自身や介護家族の言葉による主観的情報（Sデータ）と、検査データや歯科衛生士の観察による客観的情報（Oデータ）を明確に分けて記録する。続いて、収集した情報をニーズごとに分類する。本書では、ニーズの分類方法として歯科衛生ニーズ[1]を採用した（表1）。口腔の健康状態に関する情報を8つの分類に整理し、歯科衛生上の「問題」とその「原因」を抽出する。「問題」が明確にできない場合や、「原因」が具体的に特定できない場合は、情報の不足が考えられるので、再度情報を収集し直す。

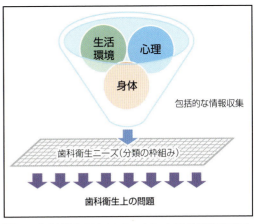

図1　歯科衛生アセスメントにおける情報収集と分類

表1　歯科衛生ニーズとその内容

歯科衛生ニーズ	歯科衛生ニーズの内容
①健康上のリスクに対する防御 （身体の健康状態）	・身体的不調に関する訴えや、服薬を含む全身状態、生理・生化学的情報（血圧や血液検査値）等、歯科衛生介入時を含めた健康上のリスク、等
②不安やストレスからの解放 （介入に対する不安やストレス）	・歯科衛生介入に対する感情面での不安やストレス、等
③顔貌全般のイメージ （顔・口腔に関する審美的満足度）	・自分の口や顔貌や口臭などに対する不満、等
④器質的・機能的な歯・歯列 （硬組織の健康状態）	・歯、修復物、補綴装置の状態が不良・う蝕のリスク ・咀嚼・咬合の問題・食事摂取や栄養の問題、等
⑤頭頸部の皮膚、粘膜の安定 （軟組織の健康状態）	・頭頸部の皮膚や口腔粘膜、歯周組織など軟組織の問題とそれによる機能不全（呼吸・飲食・発声）・感染、腫脹、外傷、潰瘍 ・口腔乾燥などによる防御能の低下、等
⑥頭頸部の疼痛からの解放 （頭頸部の疼痛や不快感）	・顎関節の不調を含む頭頸部の疼痛や不快感、等
⑦概念化と理解 （口腔の健康管理に関する知識）	・歯科疾患や治療、歯科衛生ケアや口腔の健康に関する自己管理の知識不足、およびその必要性の理解不足
⑧口腔の健康に関する責任 （歯科保健行動）	・歯科保健行動のモチベーションが低いための不適切なセルフケア ・身体的能力、生活環境が不良なための不適切な口腔保健行動、等

（2）歯科衛生診断（Dental hygiene diagnosis）

　歯科衛生診断では、対象者の「問題」とその「原因」を関連づける。アセスメントで歯科衛生ニーズの①～⑧に分類した情報から、「問題」ごとに「原因」との関連を検討し、『「原因」に関連した「問題」』という歯科衛生診断文を作成する。歯科衛生診断文が複数できた場合は、問題に応じて優先順位を付ける。実施にあたっては、対象者個別の状況を総合的に判断し、本人や介護者の合意を得る必要がある。

> 歯科衛生診断文　＝　「原因」に関連した「問題」

（3）歯科衛生計画立案（Plan）

　歯科衛生計画立案では、歯科衛生診断文を基に、対象者を主体とした短期目標と長期目標を設定する。「原因」をすべて消失させれば「問題」は解決するが、「原因」の消失は段階的に進むことから、「原因」の消失を短期目標、「問題」の解決を長期目標とする。短期目標は、「原因」をいつまでにどのように消失させるかについて段階ごとに設定する。長期目標は、「問題」をいつまでにどのように解決・改善するのか記載する。次に、短期目標ごとに歯科衛生士が行う介入計画を立案する。介入計画は、ケア計画（Care Plan：C-P）、教育計画（Education Plan：E-P）、観察計画（Observation Plan：O-P）を明確に分けて立案する。C-Pは対象者に対し直接的にケアを行う計画、E-Pは対象者に指導や教育を行う計画、O-Pは対象者を観察する計画のことである。介入する内容に応じて、1日～数週間の介入期間を計画する。

（4）歯科衛生介入（Intervention）

　介入計画の内容を対象者や介護者に説明して、承諾を得てから歯科衛生介入を実施する。対象者の反応を見ながら状況に合わせて実施するため、計画通りに実施できなかった場合は、その原因を分析して、介入期間中であっても計画の見直しが必要となることもある。

（5）歯科衛生評価（Check）

　歯科衛生評価は、歯科衛生介入によって対象者の状態がどのように変わったかを判断し、歯科衛生計画の妥当性と、歯科衛生介入の有効性を評価する。短期目標ごとの介入結果の評価は、1日～数週間後に「達成」「一部達成」「達成せず」を判断する。評価の結果、目標が「一部達成」の場合はO-Pを継続し、「達成せず」の場合には計画の見直しを行い再び介入する。

2．歯科衛生過程の具体的展開方法

　「アセスメント」「歯科衛生診断」「計画立案」「実施」「評価」について、実際の書式を用いて具体的な展開方法を説明する。なお本稿では書式中心の説明のため、「実施」の詳細は第Ⅳ章で述べる。

（1）アセスメント

① 情報の種類

　情報は、〈S〉、〈O〉に分けて記録する。

- **主観的情報**（Subjective data：Sデータ）
  対象者が話したことや書いたことなど、対象者および介護者が発した情報
  具体例：自覚症状、疾患や障害の理解度、健康に対する価値観、等
- **客観的情報**（Objective data：Oデータ）
  専門家の観察によって得られた所見や検査データ
  具体例：対象者のブラッシングのテクニックの観察所見、プロービング検査値、等

② 情報収集の方法

　多様な方法によりSデータとOデータを包括的に収集する。

- アセスメント用紙を用いて系統的に収集

する
- 面談や観察により直接収集する
- カルテや検査データなどの記録から収集する
- 多職種との連携のなかで収集する、等

③ 情報処理

収集した情報を歯科衛生ニーズの項目に分類する（表2）。対象者の訴えや検査値、画像データなどのさまざまな情報が、ある一定の枠組みに分類されると、バラバラだった情報に共通する問題が明らかになってくる。歯科衛生ニーズの8分類それぞれの意味を踏まえて情報を整理し、分類ごとに集められた情報を解釈・分析して、歯科衛生上の問題とその原因を明らかにしていく（表3）。

（2）歯科衛生診断

例として暫定的に1～3位までの優先順位を示した（表4）。この例では、優先順位1位の問題は「口腔衛生状態」であるが、その原因は、対象者本人に起因する「口腔の自己観察をしないこと」と、介護者に起因する「介助者の援助不足」の2つであることから、歯科衛生診断文（「原因」に関連した「問題」）に当てはめると以下のようになる。

> 「口腔の自己観察をしない」「介助者の援助不足」に関連した「不良な口腔衛生状態」

（3）計画立案

例として、前項のアセスメントで優先順位が1位の歯科衛生診断文『「口腔の自己観察をしない」「介助者の援助不足」に関連した「不良な口腔衛生状態」』について、計画立案の書式を用いて説明する（表5）。

まず長期目標を立てる。この場合「不良な口腔衛生状態」という問題について、一定の期間に対象者本人の状態がどうなるかを記載する。この症例では「1カ月後に対象者の口腔衛生状態が改善する」となる。

続いて短期目標と歯科衛生介入の内容を考える。短期目標は、「口腔の自己観察をしない」「介助者の援助不足」という原因に対して、歯科衛生士が何をするのか、その結果、原因がどのように変化し対象者がどうなるのかを介入期間を決めて記載する。歯科衛生士介入の内容は、C-P（専門的口腔ケアやカウンセリングなど対象者に直接行うこと）、E-P（対象者や介護者に行う教育）、O-P（C-P、E-Pの効果を含めて、対象者の行動や考えがどのように変化したか、あるいはその時点での情報として観察する）の3つに分けて計画する。

（4）介入

短期目標ごとに設定したC-P、E-P、O-Pに基づき、歯科衛生士による介入を行う。具体的な介入方法は第IV章の事例を参照されたい。

（5）評価

目標に対する評価およびその根拠となる対象者の行動や状態の例を表に示す。評価で「一部達成」の場合は、表のように引き続き観察して達成が確認できればよい。また、介入計画における観察計画（O-P）は評価につながるので、毎回の介入では必ず行う。「達成せず」の場合は根本的な計画の見直しが必要である。

表2 歯科衛生ニーズごとの情報の分類項目

歯科衛生ニーズ	種類	情報（チェック例）
①健康上のリスクに対する防御	S	☑ 身体的不調に関する訴え　☐ その他
	O	☑ 全身疾患　☐ 血圧の異常　☐ 服薬の影響 ☐ 抗生剤の予防投薬　☐ 全身状態急変の可能性 ☑ 誤嚥性肺炎のリスク　☐ 負傷の可能性　☐ その他
②不安やストレスからの解放	S	以下の不安／恐怖の訴え ☑ プライバシー　☐ 費用　☐ 感染などに対する安全性 ☑ 歯科衛生ケア　☐ 過去の経験　☐ 薬物の乱用 ☐ その他
	O	☑ 表情や言動の観察による不安の把握
③顔貌全般のイメージ	S	以下の不満の訴え ☐ 歯　☐ 息　☐ 歯肉　☑ 顔貌　☐ その他
	O	☐ 口臭がある　☑ 観察による審美的な問題の把握
④器質的・機能的な歯・歯列	S	☑ 咀嚼困難の訴え　☐ その他
	O	☐ 疾患の徴候が認められる歯　☐ 咬合性外傷／動揺歯 ☐ 齲蝕　☐ 摩耗歯、酸蝕歯、外傷歯　☐ 喪失歯 ☑ 義歯の不使用　☐ 不適合修復物　☐ 不適合補綴物 ☐ その他
⑤頭頸部の皮膚、粘膜の安定	S	☑ 口腔内外の軟組織の不調の訴え
	O	☑ 口腔内外の病変（口唇・舌・頬粘膜・歯肉・口蓋・咽頭） ☐ 口腔乾燥　☐ 栄養欠乏の口腔症状　☑ 出血 ☐ 疾患の徴候を示す検査データ　☐ その他
⑥頭頸部の疼痛からの解放	S	☑ 頭頸部の痛み・不快感　☐ ケア中の痛み・不快感 ☐ 頭頸部の過敏　☐ 顎関節の痛み・不調　☐ その他
	O	☐ 触診による痛みや不快感の把握
⑦概念化と理解	S	以下の不足（対象者本人・介護者の両方について） ☑ 歯科衛生ケアの知識　☑ セルフケアの知識 ☐ 歯科疾患の知識　☑ 歯科治療の知識 ☑ 口腔機能（摂食嚥下）の知識　☐ その他
⑧口腔の健康に関する責任	S	以下の不足（対象者本人・介護者の両方について） ☑ 不適切なセルフケア　☑ 口腔観察　☑ 口腔の健康観 ☐ その他
	O	☐ プラーク付着　☐ 歯石沈着　☑ 不適切な歯科保健行動 ☐ かかりつけ歯科医院を持たない・受診していない　☐ その他

表3 歯科衛生ニーズの分類ごとの情報の解釈・分析の具体例

歯科衛生ニーズ	種類	情報の解釈・分析（例）
①健康上のリスクに対する防御	S	・右半身麻痺のため右手が動かないし歩くのも苦労する
	O	・右半身麻痺のため口腔ケア時も含め誤嚥性肺炎のリスクがある
②不安やストレスからの解放	S	・利き手だけでなく、口の中も半分麻痺しているので口腔ケアで他人から触られるのが怖い ・歯科衛生士さんが自宅に来て口腔ケアをする事は、家族が嫌がるのではないか心配
	O	・心理的に不安な様子が言動から読み取れる ＊分析：自己の障害を十分に受け入れておらず、介護される立場から家族に気を使っている
③顔貌全般のイメージ	S	・唇がきれいに閉じられなくて顔が歪んでいるのが恥ずかしい
	O	・口唇閉鎖の指示では麻痺側が下垂し左右非対称となっている
④器質的・機能的な歯・歯列	S	・入れ歯が合わず、外したまま食事をするので少し噛みづらい
	O	・義歯を使用していない
⑤頭頸部の皮膚、粘膜の安定	S	・食事の時に頰や舌を噛むようだ。麻痺のため痛みはなく出血で気づくことがあるが、少しくらい舌や頰を噛むのは痺れのせいなので仕方ないと思う
	O	・右頰粘膜と舌に咬傷あり。頰粘膜は繰り返す咬傷により硬結を触知する
⑥頭頸部の疼痛からの解放	S	・右の顎の下にぐりぐりがあって押すと少し痛い
	O	・顎下リンパ節の圧痛がある ＊分析：繰り返す咬傷が原因によるリンパの腫大と考える
⑦概念化と理解	S	本人：左手で歯磨きをしているので口腔ケアをしてもらわなくてもよい。歯科衛生士からケアを受けることが必要だとは思わない 　　　入れ歯は使わなくてもだいたい問題なく食事が出来ているのでこのままでよい 家族：肺炎に気をつけるように内科の先生から言われたが、本人が自分で歯磨きしているのでわざわざ歯科衛生士にしてもらわなくてもよい
⑧口腔の健康に関する責任	S	本人：自分の口の中を見たことがない。自分で磨けている 家族：自分以外の人の口の中を見るのも触るのも気持ち悪い
	O	・麻痺側を中心に口腔前庭に食物残渣がある。舌苔もやや多い ・脳梗塞後の右上肢の運動障害があるため、左手によるブラッシングを観察したが、麻痺側には歯ブラシを当てていない

表4 情報に基づく歯科衛生士診断文の作成

歯科衛生ニーズ	情報 → 歯科衛生診断文	優先順位
①健康上のリスクに対する防御	右手が麻痺していて動かない（S） →上肢の運動障害に関連したセルフケア困難	
	右半身麻痺のため口腔ケア時も含め誤嚥性肺炎のリスクがある（O） →口腔・咽頭の麻痺に関連した誤嚥性肺炎のリスク	
②不安やストレスからの解放	利き手だけでなく、口の中も半分麻痺しているので口腔ケアで他人から触られるのが怖い（S）、自己の障害を十分に受け入れておらず心理的に不安（O） →口腔の障害についての認知・承認不足に関連した漠然とした口腔ケアへの不安	
	歯科衛生士さんが自宅に来て口腔ケアをする事は、家族が嫌がるのではないか心配（S）、介護される立場から家族に気を使っている様子が言動から読み取れる（O） →要介護者・介護者間の心理的障壁に関連した口腔ケア環境不備	
③顔貌全体のイメージ	唇がきれいに閉じられなくて顔が歪んでいるのが恥ずかしい（S）、口唇閉鎖の指示では麻痺側が下垂し左右非対称となっている（O） →口唇閉鎖不全に関連した顔貌の不調和への不満	
④器質的・機能的な歯・歯列	入れ歯が合わず、外したまま食事をするので少し噛み難い（S）、義歯を使用していない（O） →義歯の不使用に関連した咀嚼困難感	
⑤頭頸部の皮膚、粘膜の安定	食事の時に頬や舌を噛むようだが麻痺のため痛みは無く出血で気づくことがある（S）、食事の時に少しくらい舌や頬を噛むのは痺れのせいなので仕方ないと思う（S）、右頬粘膜と舌に咬傷あり（O）頬粘膜は繰り返す咬傷により硬結を触知する（O） →麻痺側の運動障害に関連した咀嚼時の咬傷状態	
⑥頭頸部の疼痛からの解放	右の顎の下にぐりぐりがあって押すと少し痛い（S）、顎下リンパ節の圧痛がある（O）、繰り返す咬傷が原因によるリンパの腫大と考える（O） →咀嚼時の頻回の咬傷に関連した顎下の違和感	
⑦概念化と理解	左手で歯磨きをしているので口腔ケアをしてもらわなくてもよい（S）、歯科衛生士からケアを受けることが必要だとは思わない（S）、肺炎に気を付けるように内科の先生から言われたが、本人が自分で歯磨きしているのでわざわざ歯科衛生士にしてもらわなくてもよい（S） →口腔衛生状態と全身との関係についての知識不足に関連した誤嚥性肺炎のリスク 入れ歯は使わなくてもだいたい問題なく食事が出来ているのでこのままでよい（S） →摂食嚥下機能と誤嚥性肺炎の関係についての知識不足に関連した誤嚥性肺炎のリスク	2
⑧口腔の健康に関する責任	自分の口の中を見たことがない（S）、麻痺側を中心に口腔前庭に食物残渣がある（O） 舌苔もやや多い（O） →口腔の自己観察をしないことに関連した不良な口腔衛生状態 自分以外の人の口の中を見るのも触るのも気持ち悪い（S） →介助者の援助不足に関連した不良な口腔衛生状態	1
	自分で磨いている（S） 左手によるブラッシングを観察したが、麻痺側には歯ブラシを当てていない（O） →反利き手でのブラッシングに関連した不適切なセルフケア	3

2. 歯科衛生過程の具体的展開方法

表5　歯科衛生計画の具体例

歯科衛生診断			
優先順位	歯科衛生ニーズ	歯科衛生診断文「原因」に関連した「問題」	順位決定の理由
1	⑧口腔の健康に関する責任	「口腔の自己観察をしない」「介助者の援助不足」に関連した「不良な口腔衛生状態」	不良な口腔衛生状態は誤嚥性肺炎のリスクに直結するため早期に解決する必要がある

歯科衛生計画立案		
長期目標：「問題」が解決した時の状態	1カ月後に対象者の口腔衛生状態が改善する	
短期目標：「原因」が消失したときの状態	歯科衛生介入計画：C-P（ケアプラン）　E-P（教育プラン）　O-P（観察プラン）	
1. 1週間後に○○さんが自分の口腔観察し口腔衛生状態について話す	C-P	カウンセリングにより、なぜ自己観察をしないのかを聞き取り、口腔の健康への関心を引き出す
	E-P	プラーク付着の現状を伝えて鏡による口腔の自己観察の方法を教える
	O-P	○○さんが自分の口腔に関心を示す言動について観察する
2. 2週間後に介護家族が○○さんの口腔ケアに対して関心を示す	C-P	家族に見せながらプラーク付着の状態に応じた専門的口腔ケアを行い、きれいになった○○さんの口腔内を確認してもらう
	E-P	利き手の麻痺によりセルフケアが不十分なため○○さんの口腔衛生状態が悪く、誤嚥性肺炎のリスクがあることを説明する
	O-P	家族が○○さんのセルフケアの様子について話すなど、口腔ケアに対する気持ちの変化を観察する
3. 3週間後に介護家族が○○さんの口腔ケアの仕上げをする	C-P	家族に説明しながら○○さんの専門的口腔ケアを行う
	E-P	○○さんのセルフケアの仕上げとしてスポンジブラシの使用法を教える
	O-P	スポンジブラシによる仕上げの実践状況を観察する

表6　評価の具体例

	目標	対象者の行動・状態	評価
短期目標1	1週間後に○○さんが自分の口腔観察し口腔衛生状態について話す	訪問した際に○○さんが、「麻痺側の口腔底に食物残渣がいつもある」といった	達成 ◆月◆日 （1週間後）
短期目標2	2週間後に介護家族が○○さんの口腔ケアに対して関心を示す	家族が専門的口腔ケアを見て、「誤嚥性肺炎の予防にはきれいになった状態が必要だが、プラークや食物残渣はやはり触れない」と話した。口腔ケアの必要性のみ理解したと考える	一部達成 ◆月▲日 （2週間後） 達成 ★月★日
短期目標3	3週間後に介護家族が○○さんの口腔ケアの仕上げをする	家族が「1日に1回だけ○○さんのセルフケアのあと、スポンジブラシで仕上げをした」と話した	達成 ★月★日 （3週間後）
長期目標	1カ月後に対象者の口腔衛生状態が改善する	○○さんの舌苔とプラーク量が減少した。○○さんと家族の両方が「口腔内が以前よりきれいになった」と話した	達成 ★月◎日

3. 摂食嚥下に関する口腔機能評価

（1）摂食嚥下障害とは

　口から液体を飲むことや食物を食べることを「摂食嚥下」と言い、それらの機能が障害された状態を「摂食嚥下障害」と言う。食事は、単なる栄養補給にとどまらず、日常生活の大きな楽しみの一つである。特に、高齢者において生活の質（Quality of Life：QOL）を考えるうえで、「摂食嚥下障害」に対応することは非常に大きな意味をもつ。本章では、この「摂食嚥下障害」を有する要介護高齢者への口腔機能管理の方法について述べる。

（2）口腔機能評価を行ううえでの注意点

　実際の臨床では、口腔ケアが十分に行われた後に口腔機能評価を行う。これは、口腔内の衛生状態が不良のまま口腔機能管理を行うと、誤嚥性肺炎などの危険性が高まるためである。要介護者は指示を理解できない場合も多いので、口腔機能管理を行う時は、ゆっくりと丁寧に手順などを説明することが重要である。

　また、歯の欠損、義歯の不適合など歯科的な問題がある場合には、すみやかに歯科医師、歯科衛生士に相談すべきである。

　評価と検査が行われた後に、摂食嚥下障害の病態に応じた口腔機能管理の計画をたてることが重要である。

4．口腔機能の評価方法

（1）口唇

- ・口唇閉鎖：唇を閉じるように指示する。
- ・口唇の可動域：「いー」と「うー」を発声させ、口唇の運動を評価する（図1-1、1-2）。
- ・口唇力：口唇筋力測定装置（りっぷるくん　株式会社松風）で、口唇力を測定してもよい（図2）。

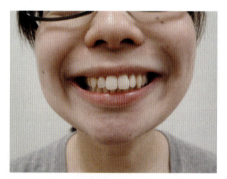

図1-1　「いー」の発声

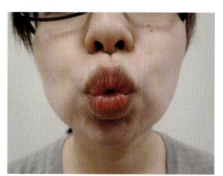

図1-2　「うー」の発声

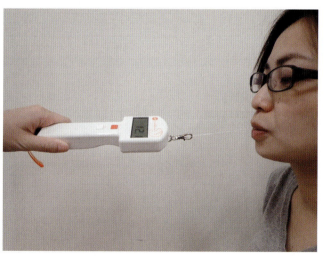

図2　「りっぷるくん」による口唇閉鎖力の測定

（2）舌

- 舌可動域：舌を「あっかんベー」と指示し突出させ、最大突出時の偏位や舌尖の位置を確認する。その後、両側の口角を交互になめるように指示し、左右運動を確認する（図3）。
- 舌圧：舌圧プローベと舌圧測定器（株式会社 JMS　図4）を使用して、舌圧を測定する。3回測定して最大値を測定値とする（表7）。

（3）開口量

最大開口を横指で測定する（図5-1）。開口量測定器を使用すれば mm 単位で測定できる（図5-2）。

（4）頬膨らまし

「頬を膨らましてください」と指示し、両頬を押し、膨らみ具合を確認する。必要に応じて、「フグのように」、「あっぷっぷー」などと言葉を加えてもよい（図6）。

（5）咬合力

咬合力計があれば、それを使用して測定する。なければ、木製の舌圧子などを咬合させ、引き抜いたときの抵抗により判定する（図7）。

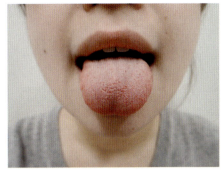
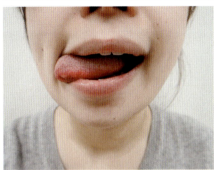

図3　舌の突出と左右運動

表7　年代別最大舌圧の目安

年代	最大舌圧の目安 (kPa)
成人男性（20〜59歳）	35〜
成人女性（20〜59歳）	30〜
60歳代	30は欲しい
70歳代	20は必要

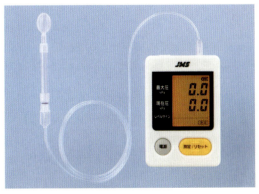
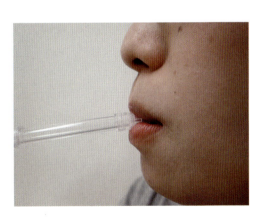

図4　舌圧測定器と測定場面

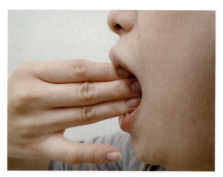

図 5-1　指による開口量の測定

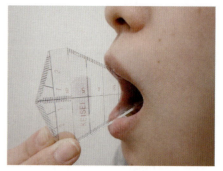

図 5-2　開口量測定器

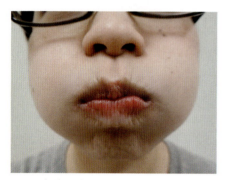

図6　頬膨らまし

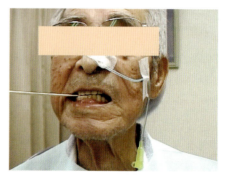

図7　舌圧子による咬合力の判定

（6）最大発声持続時間（Maximum Phonation Time：MPT）

　最も出しやすい声の高さで、「あー」または、「おー」を中等度の強さで、できるだけ長く発音させた時の持続時間を記録する（男性15秒、女性10秒以上が正常値）。

（7）オーラル・ディアドコキネシス（Oral diadochokinesis）

　発音により、口唇、舌、軟口蓋などの運動の巧緻性や速度を評価する方法である。被験者に「パ」「タ」「カ」の単音節をそれぞれ一定時間（一般的には10秒間）ずつ、できるだけ早く発音させて、発音回数やリズムを評価する。健常成人の平均値は、「パ」が6.8回／秒、「タ」が7.4回／秒、「カ」が6.7回／秒とされる。「パ」は口唇閉鎖、「タ」舌前方、は「カ」は舌後方の運動機能の評価に用いる。

（8）反復唾液嚥下テスト（Repetitive Saliva Swallowing Test：RSST）

　30秒間に空嚥下が何回可能かをみるテストである。人差し指で舌骨を、中指で甲状軟骨を触知し、しっかりと甲状軟骨が人差し指を超えた場合を1回とカウントする（図8）。30秒間に3回未満の場合、嚥下障害が疑われる。

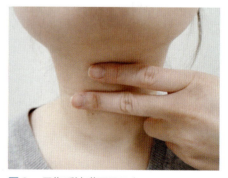

図8　反復唾液嚥下テスト

（9）改訂水飲みテスト（Modified Water Swallowing Test：MWST）

冷水 3 mL を口腔底に入れ、嚥下させ、その反応を評価するスクリーニングテストである（図9）。判定は 1 〜 5 点で、飲み込みに問題があると点数が低くなる（表8）。

・手順
① 冷水 3 mL を口腔底に注ぎ、嚥下を命じる。
② 嚥下後、「あー」と発声させる。
③ その後、2 回嚥下をさせる。
④ 判定基準が 4 点以上なら、再度（最大 2 施行）施行する。
⑤ 最も悪い嚥下活動を評価する。
⑥ 3 点以下で嚥下障害が疑われる。

（10）フードテスト（Food Test：FT）

茶さじ一杯のプリンまたはゼリーを舌背前部に置き、食べさせて、その反応を評価するスクリーニングテストである（図10）。判定基準はMWST とほぼ同様であるが、嚥下後に「口腔内残留」を確認し、残留が中等度である場合は評価を「3」とする（表9）。

（11）頸部聴診

聴診器を使用して、嚥下時の嚥下音や呼吸音を聴診し、嚥下障害を評価するスクリーニングテストである。聴診器の接触子を喉頭の側面に当てた後に、空嚥下や検査食を嚥下させ、嚥下中の音と嚥下後の呼吸音を聴取する（図11）。使用する聴診器は、成人用では接触子が大きく

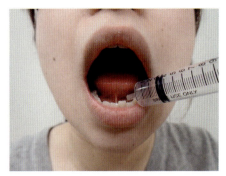

図9　改訂水飲みテスト

表8　改訂水飲みテストの判定基準

判定	判定基準
1点	嚥下なし、むせる and/or 呼吸切迫
2点	嚥下あり、呼吸切迫（silent aspilation 疑い）
3点	嚥下あり、呼吸良好、むせる and/or 湿性嗄声
4点	嚥下あり、呼吸良好、むせない
5点	4 に加え、追加嚥下が 30 秒以内に 2 回可能

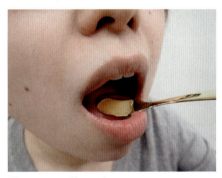

図10　フードテスト

表9　フードテストの判定基準

判定	判定基準
1点	嚥下なし、むせる and/or 呼吸切迫
2点	嚥下あり、呼吸切迫（silent aspilation 疑い）
3点	嚥下あり、呼吸良好、むせる and/or 湿性嗄声、口腔内残留中等度
4点	嚥下あり、呼吸良好、むせない
5点	4 に加え、追加嚥下が 30 秒以内に 2 回可能

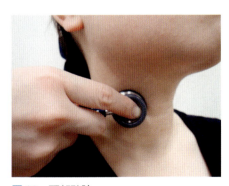

図11　頸部聴診

頸部に密着させることができないため、小児用あるいは乳児用を使用することが多い。嚥下音の持続時間や呼吸時の湿性音などの異常所見から判断する。

(12) 嚥下精密検査

在宅や施設入所中の高齢者の場合、嚥下造影検査（videofluoroscopic examination of swallowing：VF、図12）を施行することは困難である。可能ならば、訪問診療などにより医師または歯科医師に依頼して内視鏡下嚥下機能検査（videoendoscopic evaluation of swallowing：VE、図13）を行うと、より効果的な訓練を立案できる。

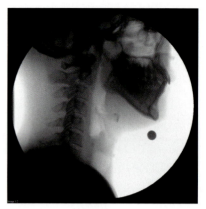

図12　VFの側面像

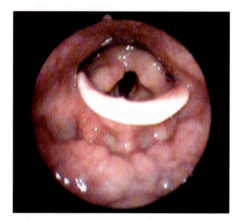

図13　VE像

5．機能的な口腔機能管理の実際

口腔機能管理は摂食嚥下リハビリテーションと重なるところも多いため、摂食嚥下リハビリテーションと同様に、間接訓練と直接訓練に分類して考える。また、口腔機能評価の時点で、対象者が指示を理解できない場合は、自動的な訓練よりも他動的な訓練を中心に行う。

（1）間接訓練

食物を使用しない訓練のこと。筋力、筋持久力、可動域の増強や協調性の向上を目的に行う。

① 頸部リラクゼーション

頸部筋群の緊張を低下させ、嚥下運動をスムーズにすることを目的に、頸部を屈曲・側傾・回旋・回転させる。肩の上げ下ろしを加える場合もある。寝たきり高齢者の場合は、頸部が拘縮して自動的に行えない場合には、介助者により他動的に行う。

② 開口／閉口訓練

食塊の取り込みと咀嚼運動をスムーズにする目的に、開口と閉口を繰り返す。最初は開口量の可動域を広げることに重点を置く。3横指程度の可動域が得られたら、次に持久力の増大を目的に、開口ー閉口の交互運動をリズミカルに繰り返す（図14）。

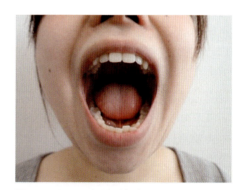

図14　開口ー閉口訓練（開口時）

③ 口唇訓練

口唇閉鎖が不良ならば、食物の取り込みがうまくできない、嚥下中に口唇から食物が漏れるなどがみられる。自動運動が可能ならば、口唇の突出と横引きを繰り返す。上下口唇で指や舌圧子を挟み、閉鎖を数秒間保持させる、または、ボタンや指、舌圧子を引き抜く力に抵抗して閉

5．機能的な口腔機能管理の実際

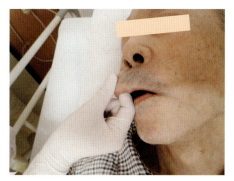

図15　他動的な口唇訓練

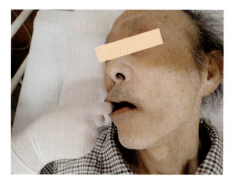

図16　他動的な頬訓練

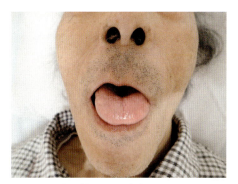

図17-1　自動的な舌の突出

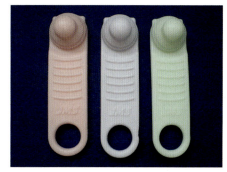

図17-2　ペコぱんだ（JMS社）

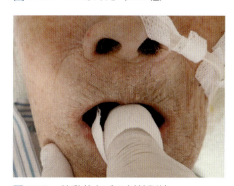

図17-3　他動的な舌の抵抗訓練

鎖を保持させるなどを行う。他動的には、口輪筋の走行に従い、徒手的に口唇を縮める、あるいは伸ばすなどを繰り返す（図15）。

④　頬訓練

嚥下後の口腔内に残留する食塊の減少などを目的に行う。自動運動が可能な場合は、頬膨らましと頬すぼめを交互に繰り返す。他動的には、口唇を閉鎖した状態で、指やスポンジブラシなどを使用して、口腔内から頬粘膜を外側へ膨らませる（図16）。

⑤　舌訓練

舌は、咀嚼、構音、嚥下のすべてに関与する器官である。その筋力に応じて自動訓練か他動訓練かを決定する。自動運動が可能な場合には、突出、左右、捻転などの可動域訓練を採用する（図17-1）。舌トレーニング用具であるペコぱんだ（株式会社JMS）を使用してもよい（図17-2）。筋力が弱い場合には、他動的に舌を引き出す、ストレッチをする等の他動訓練を行う。

口腔内が乾燥している場合は、湿らせたガーゼか口腔用ウェットティッシュを使用して他動訓練を行うとよい。指やスプーンなどを使用して抵抗をかけ、舌背挙上や前方運動を促す抵抗訓練を行う（図17-3）。

⑥　喉頭周囲筋群のストレッチ

嚥下時の喉頭運動をスムーズにすることを目的に、甲状軟骨を優しく保持し、上下左右へ軽く動かす（図18）。

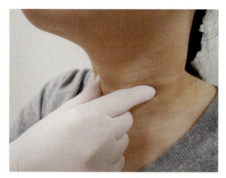

図18　喉頭周囲筋群のストレッチ

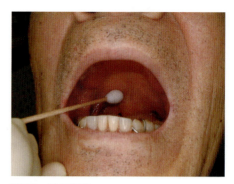

図19　冷圧刺激

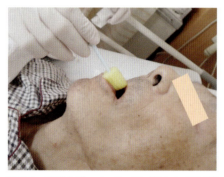

図20　味覚刺激　スポンジブラシに口腔湿潤剤を塗布して刺激している

表10　直接訓練開始の判断基準

判断基準
①意識レベルが清明か覚醒（JCSで0〜1桁）している
②バイタルサインや全身状態が安定している
③食べたいという意志がある
④自発的な嚥下ができる
⑤十分な咳（随意的または反射的）ができる
⑥著しい舌運動、喉頭運動の低下がない

⑦　冷圧刺激（Thermal Tactile Stimulation：TTS）

嚥下反射の改善を目的に、冷水に浸けた、あるいは凍らせた綿棒などで、前口蓋弓を数回こする（図19）。開口が十分にできず、軟口蓋から舌根部、咽頭後壁をこする場合は、喉のアイスマッサージと呼ばれる。即時効果があるので、食事の前や、疲労により嚥下反射が起こりにくくなった状態の時に行うと効果的である。

⑧　味覚刺激

レモン水や棒付きの飴、口腔湿潤剤などを使用して、味覚刺激を行うことにより唾液分泌を促進し、その唾液を嚥下させる（図20）。自己唾液を嚥下させるので、直接訓練よりは安全だが、清潔な唾液であることが前提なので、訓練前に十分な口腔ケアが必要である。

（2）直接訓練（うがいによる方法を含む）

実際に食べることを通して、総合的な嚥下機能の向上を図ることを目的とする。「嚥下は嚥下により訓練され上達する」ので、可能ならば直接訓練は積極的に行いたい。直接訓練開始の判断基準を表10に示す。直接訓練を行う場合に大切なことは、姿勢の調整、食形態の選定、一口量の検討、嚥下手技の選択、食器・食具の工夫、介助方法や環境調整を十分に検討した上で施行することである。訓練中に誤嚥するリスクは多大にあるので、訓練前の口腔ケアは必須である。

①　姿勢の調整

不安定な姿勢は、誤嚥をまねくおそれがあるので注意が必要である。嚥下機能に合わせ、坐位またはリクライニング位などの調整が必要となる。坐位は通常の嚥下姿勢であるため、喉頭や舌骨がスムーズに動く、食膳が見渡せ食事と認知しやすい、自力摂取しやすい、胃食道逆流を起こしにくいなどの利点がある。一方、食物

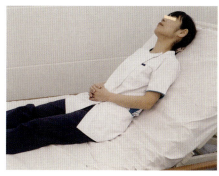 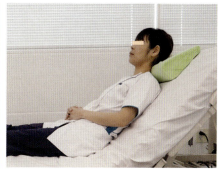

図21　リクライニングによる頸部後屈と、枕の挿入による調整

表11　嚥下に適した食品の条件

項目	食品の条件
①温度	はっきりとした温度感
②均質性	固さや食感の異なるものが混在しない
③凝集性	口の中でバラバラになりにくい
④付着性	べたつかず、口腔や咽頭の粘膜に付着しない
⑤味	しっかりした濃いめの味

が誤嚥しやすい、体幹が不安定になりやすい、頸部前屈がしにくい、口唇からこぼれやすい、送り込みがしにくいなどの欠点もある。リクライニング位は30°から徐々に上げていくが、自力摂取は60°程度からでないと困難である。利点としては、誤嚥しにくい、体幹や頸部が安定しやすい、疲労しにくい等が挙げられる。欠点としては、頸部が後屈しやすい、食膳が見渡せない、液体は咽頭へたれ込みやすい、喉頭の重みで梨状窩の容積が減少する等が挙げられる。頸部が後屈する場合は、枕の挿入などで調整を行う（図21）。

②　食形態の選定

食形態は、段階的に行うことが必要であり、嚥下しやすいものから難しいものへ、咀嚼や嚥下機能に合わせて変更することが重要である。歯や義歯の問題、嗜好や味覚の変化への配慮も大切である。また、補助栄養も適切な手段で行われるべきである。嚥下に適した食品の条件を表11に示す。水分の摂取時も、増粘剤やゼリーの利用、始めからとろみのついている飲料の使用、増粘剤の使い分け、粘度の工夫が必要な場合がある。特に、粘度はその人それぞれの嚥下機能により適切な濃度が異なるため、医師、歯科医師、言語聴覚士、管理栄養士などの専門家の指導を受けた方がよい。

③　一口量の工夫

基本は小さじ一杯程度から開始する。一口量は多すぎても少なすぎても飲み込みにくいため、十分な観察が必要である。液体で1～20mL、固形物で5～9ｇが適量である。

④　嚥下手技の選択

嚥下手技とは、飲み込み方の工夫により安全な嚥下を促すことであり、直接訓練を行う前に間接訓練で練習しておく。習得にはある程度の練習が必要であり、対象者自身が方法を理解して手技に協力することが必須である。嚥下を意識して1回1回行う嚥下の意識化（Think

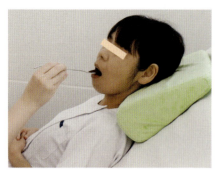

図22 顎の挙上に注意したスプーンの挿入

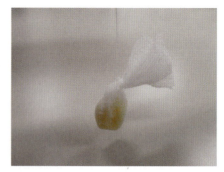

図23 ガーゼガム　ガーゼでガムを包んで使用する

swallow)、嚥下した後にもう一度空嚥下をして咽頭部の食物残留を除去する複数回嚥下、食物を嚥下するごとにゼリーや少量の水を飲んで咽頭部の食物残留を除去する交互嚥下、嚥下前に息を吸って、止めて、嚥下した後に咳払いを行う息こらえ嚥下法（Supraglottic swallow）、嚥下時の喉頭が最も挙上した位置で保持するメンデルソン手技（Mendelsohn maneuver）などがある。

（注　Supraglottic：声帯上の、maneuver：手技）

⑤　食器・食具の工夫

食具の工夫も直接訓練に大きな影響を与える。皿はすくいやすい形状のものを選択し、食器自体が滑らないように滑り止めのマット等も使用する。スプーンは、食物をすくいやすい、一口量が多くならない、取り込むときに口唇が閉鎖しやすい、滑りがよく食物を舌の上に置きやすい、持ちやすく疲労しにくいなどの条件を満たすものがよい。

⑥　介助方法

原則は「一口一嚥下」である。スプーンを舌背上部に入れる、口唇を閉鎖する、上唇での取り込みを意識しながら素早くスプーンを抜く、嚥下させるといった手順で進める。注意すべきは、顔の上から介助を行うと、スプーンを挿入する方向により顎が上がり誤嚥のリスクが高くなるので、対象者と視線を合わせて顎が上がらないように注意してスプーンの挿入を行うことが大切である（図22）。また、食事介助時では、介助者が空腹であると、早く終わりたい一心で、ペースが早くなる、一口量が増えるといったことが起こりやすい。そのため、介助者自身は、先に食事を済ませておき、心に余裕をもって介助を行うことも重要である。

⑦　環境調整

訓練に集中できる環境作りが重要である。そのためにも、テレビやラジオは消す、痛みや疲労を招かない姿勢をとる、嚥下中に話しかけない、嚥下を急かさない、笑わせないなどの対応を行う。

⑧　安全確認

直接訓練中または摂食中の変化を見落とさないことが重要である。誤嚥を疑うサインとしては、むせ・咳・湿性嗄声はないか、意識状態に変化はないか、呼吸状態に変化はないか、SpO_2が大きく低下していないかなどがある。そのほかにも、顎が上がっていないか、話しながら食べていないか、嚥下前に口に詰め込んでいないか、水分で流し込んでいないかなども確認すべきである。

⑨　間接訓練との組合せ

咀嚼訓練は、ガーゼガムやスルメ、乳幼児用せんべいなどを使用して間接訓練に加えて行い、咀嚼運動の協調性を高める（図23）。

⑩　うがい

うがいは軟口蓋と舌根部の閉鎖による口腔内

5．機能的な口腔機能管理の実際

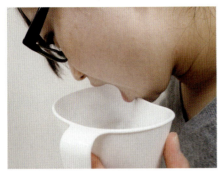
図24　うつむいた状態でのうがい

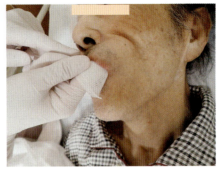
図25　ウェットティッシュによる拭き取り

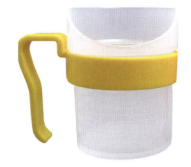
図26　レボ・Uコップ

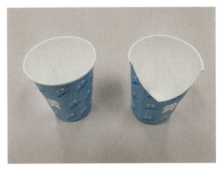
図27　縁をカットした紙コップ

保持や、口唇閉鎖、頬による水分の輸送、呼吸機能（とくに呼気）などが協調しなければ行うことができない。口腔内に水を保持ができなければ、補助具などを用いる。

- 坐位が可能な場合：できるだけ垂直坐位にし、洗面器やガーグルベイスンを顔の下に置き、うつむかせて口腔内から出させながら行えば、咽頭にうがいをした汚染水がたれ込むことは防止できる（図24）。
- 坐位保持が困難な場合：無理にうがいをさせるのではなく、口腔ケア用ウェットティッシュを使用して拭き取りを行えば安全である（図25）。

　また、うがいに使用するコップも大きさによっては縁が鼻に当たるため、頸部を後傾にする場合があり、汚染水の咽頭へのたれ込みを助長する可能性がある。そこで、レボ・Uコップ（ファイン株式会社）を使用するか（図26）、または、紙コップの縁をはさみでカットして、鼻をカット部分に入れるようにして使用すると、前傾姿勢となり、咽頭へのたれ込みを防止できる（図27）。

引用文献

1）厚労省ホームページ：新しい介護福祉士養成カリキュラムの基準と想定される教育内容の例，「社会福祉士及び介護福祉士養成課程における教育内容の見直しについて」http://www.mhlw.go.jp/stf/seisakunitsuite/bunya/hukushi_kaigo/seikatsuhogo/shakai-kaigo-yousei/（2017.1.16アクセス）．
2）下野正基監修：歯科衛生ケアプロセス，医歯薬出版：東京，2007．
3）全国歯科衛生士教育協議会監修：最新歯科衛生士教本「歯科予防処置論・歯科保健指導論」，医歯薬出版：東京，2016．

ケーススタディ No.3 介護の現場から ～食べたい思いへの支援～

　この事例は、食に対する意欲が強い94歳の女性Bさんを、家族と主治医（内科、歯科）、施設スタッフが一丸となって、「食べたい思い」を支え続けることができた事例である。

　Bさんは、2014年3月に誤嚥性肺炎で入院。病棟で食事形態が常食から粥、きざみ食となりました。また喀痰不全のため、自己喀痰訓練を受けました。誤嚥性肺炎で入退院を繰り返したため、施設でも食事形態を見直すことになりましたが、Bさんは粥が大嫌いです。毎食時不満を訴え、茶碗の蓋を開けた瞬間「お粥やないの」とがっかりされていました。そんななか、Bさん本人から訪問医の往診中に「固いご飯が食べたい」という訴えがあり、自己喀痰もできるので、食事形態アップの指示がいただけました。ご家族に誤嚥のリスクについて説明したところ、「食べたいと言っているご飯を食べさせてあげたい」というご家族の同意、お気持ちもお聞きでき、常食へと変更となりました。その時の本人の喜ぶ顔は今でも忘れられません。同年8月に右腕を脱臼、骨折しましたときは、利き腕が使えないので食事介助をしていましたが、自分のペースで食べられないのが嫌で、左手で食事をされるようになったのです。その光景から、私たちは食事介助では味わえない、自分で食べる大切さを改めて知らされました。

　再び肺炎で入院となった2015年、退院後は、自主的に歯磨きは行えるものの、口腔内は仕上げ磨きが必要な状態になりました。歯間部には沢山の食物残渣が溜まっていたため、施設として初めて歯間ブラシを導入しました。介護スタッフ自身、使用したことのない歯間ブラシは、介護スタッフにとって最初「怖い」もののようでした。しかしコツを掴んだスタッフは「面白い」「どんどん食べかすが出るから気持ちがいい」と楽しんでケアしてくれるようになりました。Bさんも歯間ブラシを気に入って歯磨きの時間は非常に協力的になり、大好きな時間になっていたようでした。

　一方、この入院を境に再び食事形態がダウンしたため、食事形態が不満で、薬の服用を拒否するようになってしまいます。そんな最中、回転寿司外食レクリエーションの企画が持ち上がりました。介護スタッフから、日頃お寿司を食べたいと望んでいたBさんの願いを叶えたいと話しがあり、ご家族も「リスクは承知で連れて行ってほしい。これで何かあっても食べさせないほうが後悔しますから」とのことでした。主治医に相談したところ、「連れて行きましょう。何かあれば私が救急手配をします」とサポートをいただき、回転寿司にお連れすることができました。むせ込むことがあるため、介護スタッフが付き添い、食事ペースを保つことで7皿も食べることができました。

　2016年1月痛みから義歯を外してしまったり、舌の不随運動が激しく口唇や舌を嚙んで出血したりするようになりました。ワルファリンを内服していることから、血が止まらないことも頻繁に起こり、食事形態の見直しや外食への再チャレンジもあきらめかけていました。そんなとき、訪問歯科の担当が変わったところ、痛みの原因は歯根膜炎とわかり、不随運動は続いていますが、咬合調整等を行うことで舌を嚙むことが極端に少なくなっていきました。

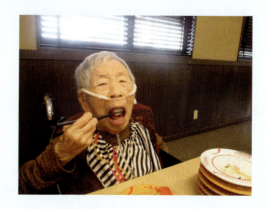

「義歯が安定したらお寿司を食べに行ける」という希望ももてるようになりました。義歯が安定した頃に合わせたかのようにお花見外出の企画があり、常食のお弁当を楽しむこともできました。食べるスピードが早く、口に残っていても次を入れる癖があるため、誤嚥の注意は引き続き必要ですが、お寿司を食べに行く目標は家族にも度々話しておられました。食べることを楽しみたいという自己実現を、歯科のかかわりで叶えることができた嬉しい事例でした。

Ⅵ 事例集

> **Point!**
> ☐ 口腔ケアを安全かつ効率的に行うための体位と体位変換を理解する。
> ☐ 坐位がとれない場合では、仰臥位ないしは側臥位にするための体位変換を行う。
> ☐ 坐位がとれる場合では、ベッドから車いすへの移乗を行う。
> ☐ とれる体位に応じた口腔ケアの器具類と手技を理解する。

1．Ⅵ章の見方

事例の紹介 → アセスメント結果と歯科衛生診断 → 体位変換 → 口腔ケアの手技

事例の紹介：アセスメントに必要な情報の背景
アセスメント結果と歯科衛生診断：情報の概念化と介入計画
体位変換：口腔ケアを安全かつ効率的に行うための体位変換の方法
口腔ケアの手技：吸引や含嗽介助の方法やスポンジブラシの使用方法

坐位がとれない対象者の口腔ケア

A．仰臥位でケアを行う事例

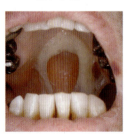

B．側臥位でケアを行う事例

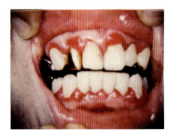

坐位がとれる対象者の口腔ケア

C．全介助でベッドから車いすへ移乗する事例

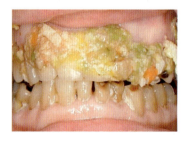

D．一部介助でベッドから車いすへ移乗する事例

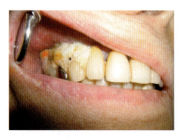

2．坐位がとれない対象者の口腔ケア

A．仰臥位でケアを行う事例

症例

Aさん　女性　88歳　要介護度5
既往歴　8年前　脳梗塞発症　四肢麻痺
現病歴　認知症　摂食嚥下障害　胃瘻造設

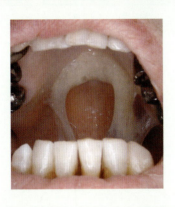
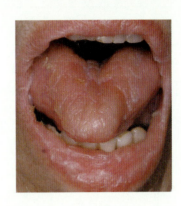

・8年前に脳梗塞を発症し、救急車で搬送された。
・一命はとりとめたが、寝たきりの状態となり、要介護5の認定を受けた。
・寝たきりの期間が長く現在は四肢麻痺、拘縮がある。
・目を開けて天井をぼーっと眺めているが、声かけにより覚醒される。
・「口が乾きますか？」→「口の中がカラカラします」
・「呼吸が苦しいですか？」→「息苦しいです」等の返答は可能。
・多量の痰が気道を塞いでいる状態で、呼吸時「ガーガー」と音がする。
・摂食嚥下障害の診断を受け経口摂取は困難。胃瘻を造設している。
・口腔ケアは、食事摂取をしていないことから、歯ブラシは使用せず、1日1回ガーゼで拭き取りを行っている。

（1）アセスメント結果と歯科衛生診断

アセスメント表 No.1　　評価日：2017年 3月 24日　　評価者名：

| 対象者（イニシャル） | A | 男・**女** | 年齢 88 | 生年月日 | S4年 6月 18日 | カルテNo. 1-1 |

	項目	内容
全身状況	入院日・入所日	2017.2.14　　在宅・病院・**施設**　　発症日 2009.1.20
	全身疾患	脳梗塞後遺症、認知症、摂食嚥下障害　　服用薬　降圧剤、抗血栓薬
	現在の不安 口腔に関する思い	認知症により本人の思いを自ら発言することはない。簡単な質問に対して回答することはできる。
	障害高齢者日常生活自立度	J1　J2　A1　A2　B1　B2　C1　**C2**
	認知症高齢者日常生活自立度	Ⅰ　Ⅱa　Ⅱb　Ⅲa　Ⅲb　**Ⅳ**　M
	要介護認定	非該当　要支援 1・2　要介護 1・2・3・**4**・5
	コミュニケーション	問題なし　・　**会話が困難であるが指示は通る**　・　会話が困難で指示も通らない
	身長(cm) 140　体重(kg) 30　BMI(kg/m²) 15.3
	体温(℃) 36.9　血圧(mmHg) 112/80　脈拍(/分) 65
	Alb(g/dL) 3.0　SPO₂ 90　MMSE 6点/31点
	麻痺	なし・右片麻痺・左片麻痺・上肢麻痺・下肢麻痺・**四肢麻痺**
	姿勢の保持	坐位保持できる（円背：あり・なし）・短時間の保持はできる・**傾きはあるができる**・坐位保持できない
	栄養管理	経口・**経管（経鼻**・**胃瘻**・腸瘻・TPN・PPN）
口腔清掃自立度	B **a1 a2 b1 b2 c1 c2**　巧緻度 a b **c**
	D a b **c**　自発性 a b **c**
	R a b **c**　習慣性 a1 **a2** b1 b2 c

口腔内所見：痰付着、舌・口唇の乾燥、痰が気道を塞いでおり呼吸時「ガーガー」と音がする

歯式（×欠損・C4残根）
8̶7̶654321 ｜ 123456 7̶ 8̶
8̶7̶654321 ｜ 123456 7̶ 8̶

口腔内状況		
痛みの部位と状況	痰の付着により、呼吸時の雑音がある。尋ねると「苦しいです」と言われる。口の中の乾燥について尋ねると、口の中が「カラカラしています」と言われる。	
口腔乾燥	ない・**ある**（**口唇**・**舌**・**頬粘膜**・**軟口蓋**・**硬口蓋**）	
舌苔	**ない**・ある（　）色　（付着部位：　　）	
歯垢付着	**ない**・歯面1/3・歯面2/3・歯面全体　食物残渣 **ない**・少しある・多い
歯石付着	**ない**・歯面1/3・歯面2/3・歯面全体　粘膜の汚れ ない・**少しある**・多い
歯磨き動作	右手 できる・**できない**　左手 できる・**できない**　口臭 ない・**少しある**・強い
歯ブラシの種類	ガーゼによる拭き取りのみ　清掃回数 1回/日
上顎義歯	有・**無**　適合・不適合　咬耗 **ない**・咬耗・大分咬耗
下顎義歯	有・**無**　適合・不適合	
義歯の使用	使用・有効に使用していない・使用していない　義歯の汚れ ない・少しある・多い

2. 坐位がとれない対象者の口腔ケア

アセスメント表　No.2		評価日：2017 年 3 月 24 日		評価者名：	
対象者（イニシャル）	A	男・**女**	年齢	生年月日 S4 年 6 月 18 日	カルテ No. **1-1**
入院日・入所日	2017.2.14	在宅 ・ 病院 ・ **施設**		発症日 2009.1.20	
全身疾患	脳梗塞後遺症、認知症、摂食嚥下障害			服用薬 降圧剤、抗血栓薬	

食事状況と摂食嚥下機能評価のための項目	食事の場所	**部屋でベッド上** ・ 部屋で車いす上 ・ フロアーで車いす ・ フロアーでいす		
	食事自立	自立 ・ 一部介助 ・ 全介助	主食	普通 ・ お粥（　）分粥
	食事の道具	お箸 ・ スプーン ・ 手づかみ	副食	普通 ・ 軟食 ・ 一口大 ・ きざみ ・ ミキサー ・ ペースト ・ ソフト食
	水分摂取方法	コップ ・ ストロー ・ スプーン	汁物・お茶	とろみなし　とろみあり（ 薄い ・ 中間 ・ 濃い ）
	食事時間	分程度	食欲	普通 ・ あまりない ・ ない
	噛みにくさ・飲みにくさ残留感など本人からの訴え			
	咬合力	右側（ 強い ・ 弱い ・ ない ） ・ 左側（ 強い ・ 弱い ・ ない ）		
	咀嚼回数	よく噛む ・ 少し噛む ・ 殆ど噛まない	嚥下運動	よい ・ 悪い ・ **大分悪い**
	食べこぼし	ない ・ ある ・ 大分ある	咳運動	できる ・ **弱ができる** ・ できない
	開口度	3横指以上 ・ **2横指** ・ 1横指以下	食事中のむせ	ない ・ ある ・ 多い
	口唇閉鎖	できる ・ 少しできる ・ できない	流涎	**ない** ・ ある（ 安静時・摂食時・会話時 ）
	舌痛やしびれ等	**ない** ・ ある ・ 大分ある	構音	明瞭 ・ 少し不明瞭 ・ 不明瞭
	頬膨らまし	両側できる ・ **弱い**（ 右 ・ 左 ） ・ できない		
	舌運動	正常 ・ **困難** 上下（ **前歯を超えない** ・ 口唇を超えない ） ・ 口角につかない（ **右** ・ **左** ）		

オーラルディアドコキネシス パ（ー）回／1秒 タ（ー）回／1秒 カ（ー）回／1秒 息苦しさにより判定不能	RSST （ **0** ）回／30秒 MWST （ **1** ）点 FT （ **1** ）点 舌圧 （ **不能** ）kPa MPT （ **3** ）秒	頸部聴診 よい ・ **異常** （備考） 呼吸時雑音

Ⅵ 事例集

歯科衛生ニーズ	種類	情報
①健康上のリスクに対する防御 （身体の健康状態）	S	☑ 身体的不調に関する訴え　☐ その他
	O	☑ 全身疾患　☐ 血圧の異常　☑ 服薬の影響 ☐ 抗生剤の予防投薬　☐ 全身状態急変の可能性 ☑ 誤嚥性肺炎のリスク　☐ 負傷の可能性　☐ その他
②不安やストレスからの解放 （歯科衛生介入に対する不安やストレス）	S	以下の不安／恐怖の訴え ☐ プライバシー　☐ 費用　☐ 感染などに対する安全性 ☐ 歯科衛生ケア　☐ 過去の経験　☐ 薬物の乱用 ☐ その他
	O	☐ 表情や言動の観察による不安の把握
③顔貌全般のイメージ （顔・口腔に関する審美的満足度）	S	以下の不満の訴え ☐ 歯　☑ 息　☐ 歯肉　☑ 顔貌　☐ その他
	O	☑ 口臭がある　☑ 観察による審美的な問題の把握
④器質的・機能的な歯・歯列 （硬組織の健康状態）	S	☐ 咀嚼困難の訴え　☐ その他
	O	☐ 疾患の徴候が認められる歯　☐ 咬合性外傷／動揺歯 ☐ う蝕　☐ 摩耗歯、酸蝕歯、外傷歯　☐ 喪失歯 ☐ 義歯の不使用　☐ 不適合修復物　☐ 不適合補綴物 ☐ その他
⑤頭頸部の皮膚、粘膜の安定 （軟組織の健康状態）	S	☑ 口腔内外の軟組織の不調の訴え
	O	☑ 口腔内外の病変（口唇・舌・頬粘膜・歯肉・口蓋・⦿咽頭⦿） ☑ 口腔乾燥　☐ 栄養欠乏の口腔症状　☐ 出血 ☐ 疾患の徴候を示す検査データ　☐ その他
⑥頭頸部の疼痛からの解放 （頭頸部の疼痛や不快感）	S	☑ 頭頸部の痛み・不快感　☐ ケア中の痛み・不快感 ☐ 頭頸部の過敏　☐ 顎関節の痛み・不調　☐ その他
	O	☐ 触診による痛みや不快感の把握
⑦概念化と理解 （口腔の健康管理に関する知識）	S	以下の不足（対象者本人・介護者の両方について） ☑ 歯科衛生ケアの知識　☑ セルフケアの知識 ☑ 歯科疾患の知識　☑ 歯科治療の知識 ☑ 口腔機能（摂食嚥下）の知識　☐ その他
⑧口腔の健康に関する責任 （歯科保健行動）	S	以下の不足（対象者本人・介護者の両方について） ☑ セルフケア　☑ 口腔観察　☑ 口腔の健康観 ☐ その他
	O	☐ プラーク付着　☐ 歯石沈着　☑ 不適切な歯科保健行動 ☐ かかりつけ歯科医院をもたない・受診していない　☐ その他

歯科衛生ニーズ	情報の解釈・分析	優先順
①健康上のリスクに対する防御	手足が拘縮していて動かない（O） →四肢麻痺に関連したセルフケア困難 摂食嚥下機能低下により経口摂取できておらず誤嚥性肺炎のリスクがある（O） →摂食嚥下機能低下に関連した誤嚥性肺炎のリスク	
②不安やストレスからの解放	※認知症により状況の理解ができておらず不安は感じていない	
③顔貌全般のイメージ	開口状態が続いていて口臭が少しある（職員の訴え）（S） 開口状態が続き口腔内が乾燥して口臭がでている（O） →開口状態による口腔乾燥に関連した口臭への不満	
④器質的・機能的な歯・歯列	※硬組織に問題は生じていない	
⑤頭頸部の皮膚、粘膜の安定	口の中がカラカラ（S） 常に開口状態のため粘膜・舌が乾燥している（O） →開口状態に関連した粘膜・舌の乾燥状態	
⑥頭頸部の疼痛からの解放	息苦しい（S） 嚥下機能低下により咽頭周囲に付着した痰が呼吸を妨げている（O）→嚥下機能低下による咽頭周囲の痰付着に関連した呼吸苦	1
⑦概念化と理解	本人は認知症による口腔の健康に関する意識はない（O） スタッフの口腔機能の知識が不足しており痰が付着したままである（O）→口腔機能の知識不足に関連した痰の付着	
⑧口腔の健康に関する責任	本人によるケアは困難である（O）→セルフケア困難に関連した不適切な保健行動 スタッフによる口腔観察および口腔ケア回数は決まっていない（O）→スタッフの介入の不足に関連した口腔観察不足	

歯科衛生診断				
優先順位	歯科衛生ニーズ	歯科衛生診断文「原因」に関連した「問題」		順位決定の理由
1	⑥頭頸部の疼痛からの解放	嚥下機能低下による咽頭周囲の痰付着に関連した呼吸苦		咽頭周囲に付着した痰が呼吸を妨げて息苦しさを感じており、窒息の危険がある。また、痰の不顕性誤飲は誤嚥性肺炎のリスクに直結するため。⑥のニーズが解決することで他のニーズの改善も考えられるため。
歯科衛生計画立案			1カ月間の対象者の行動・状態	評価
長期目標　※問題が解決したときの状態 Aさんが、口唇閉鎖および空嚥下を行うことで咽頭周囲の付着痰が減少し呼吸苦が軽減する。			痰の付着が減少し、呼吸苦が軽減した。さらに保湿により、歌が歌えるようになり口腔周囲筋の向上に繋がっている。口唇閉鎖に伴って空嚥下も行えつつあり計画を継続する。	継続
短期目標	1. 1週間後にAさんが呼吸の不快を感じなくなる。	C-P	スポンジブラシを使用し咽頭周囲の痰を絡めとる。その際、吸引器を併用し咽頭へ痰や唾液が落ちていかないようにする。	痰付着時の呼吸雑音（ガーガー）が少なくなった。痰の付着量が減少した。声かけに対して「息苦しさはないです」とクリアな声で発声できた。	達成したが、1日3回のケアを継続が必要
		E-P	スタッフへスポンジブラシを用いて咽頭部の痰を1日3回除去するように指導する。		
		O-P	痰の付着量を観察し、Aさんの呼吸音を聞く。息苦しさについて尋ねる。		
	2. 2週間後にAさんが口唇閉鎖できるようになることで口腔内の乾燥が軽減する。	C-P	スポンジブラシを用いて、口腔粘膜および舌の清掃と刺激を行い保湿する。Aさんに歌を歌ってもらい舌、口腔周囲筋のトレーニングを行う。	口腔清掃と保湿により音楽をかけると歌を歌うことができた。声かけにより口唇閉鎖は可能であるが、日中開口状態は続いており口腔内が乾燥している。	継続
		E-P	粘膜および舌に対するスポンジブラシの動かし方を指導する。		
		O-P	口腔内の乾燥状態を観察する。Aさんの日中口唇閉鎖を観察する。		
	3. 3週間後にAさんが空嚥下を1回できるようになる。	C-P	口腔清掃後に喉頭周囲筋群のストレッチを行う。	「ごっくんしてください」の声かけに、甲状軟骨の動きが良くなった。	継続
		E-P	スタッフへ甲状軟骨部を教えてストレッチの方法を指導する。		
		O-P	反復唾液嚥下テストを行い30秒に空嚥下が何回可能か評価する。		

（2）口腔ケアを行う側に対象者を水平移動する

対象者本人が大丈夫と回答しても、動かしてよい状態なのか、事前にスタッフに確認を行いましょう。
①看護師・介護士等のスタッフへ対象者の体調などについて情報収集を行う。
②対象者および介護者へ口腔ケアを行うことを説明し、承諾を得る。
③バイタルサインの測定を行う。　※Ⅳ章参照

④対象者の頭を手で支え、口腔ケアを行う側に枕を寄せる。
⑤枕の上に、防水シートや防水エプロンを敷く。

サイズに応じて折り畳んで使用します。

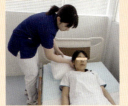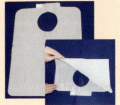

⑥対象者の両手を胸においてもらい体を一つにまとめる。

摩擦抵抗が少なくなることから、移動しやすく、術者の負担が軽減されます。

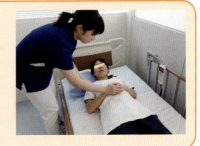

⑦対象者の頭に近い方の術者の腕を、対象者の背中から差し込み、手のひらで背中を支え、肘の内側で首を支える。
⑧術者の他方の手を対象者の体をまたいだ腰付近のベッドに真っすぐにつく。

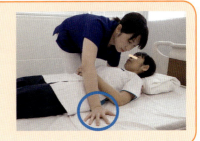

⑨術者は、ベッドについた腕を支点として重心を置き、テコの原理を活用し、対象者の上半身を手前に引く動作で移動する。

テコの原理を使うと小さい負担で大きな力を生むことができます。

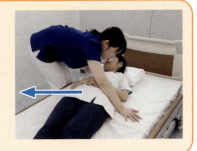

⑩ 術者は、対象者の下半身へ移動し、腰と大腿部に手を奥まで差し込む。
⑪ 術者は、ベッドに近づき、両膝をベッドの側面に押し付け支点とする。

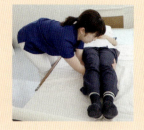
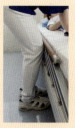

⑫ テコの原理を活用し、術者がしゃがむようにお尻を落とす力を利用して、対象者の下半身を手前に引き寄せる。

> テコの原理を使うと小さい負担で大きな力を生むことができます。差し込んだ手の力で引き寄せないようにしましょう。

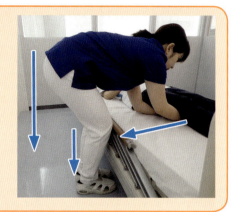

⑬ 術者は、枕およびバスタオルなどを用いて、握りこぶし一つ分程度、対象者の頭を起こす。

> 首が後屈すると気管に入りやすくなり誤嚥の危険性が高まります。頭を起こすことで咽頭と気管に角度がついて誤嚥しにくくなります。

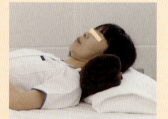

⑭ 背中を起こすことが可能な場合は、ファーラー位、セミファーラー位に起こす。
⑮ クッションおよびバスタオルを用いて体位を安定させる

> クッション・バスタオルなどを用いて安全安楽な姿勢にしましょう。

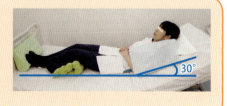

⑯ 口腔内が観察しやすい位置に顔を横に向ける。麻痺がある場合は、健側が下になるように横を向く。

> 口腔内に麻痺がある場合は、健側を下にすることで誤嚥を防ぐことができます。

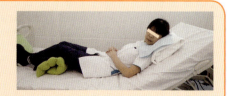

口腔ケアを行う側に対象者を水平移動する　術者チェックリスト	☑
①看護師・介護士等のスタッフへ対象者の体調などについて情報収集を行う。	☐
②対象者および介護者へ口腔ケアを行うことを説明し、承諾を得る。	☐
③バイタルサインの測定を行う。　※Ⅳ章参照	☐
④対象者の頭を手で支え、口腔ケアを行う側に枕を寄せる。	☐
⑤枕の上に、防水シートや防水エプロンを敷く。	☐
⑥対象者の両手を胸においてもらい体を一つにまとめる。	☐
⑦対象者の頭に近い方の術者の腕を、対象者の背中から差し込み、手のひらで背中を支え、肘の内側で首を支える。	☐
⑧術者の他方の手を対象者の体をまたいだ腰付近のベッドに真っすぐにつく。	☐
⑨術者は、ベッドについた腕を支点として重心を置き、テコの原理を活用し、対象者の上半身を手前に引く動作で移動する。	☐
⑩術者は、対象者の下半身へ移動し、腰と大腿部に手を奥まで差し込む。	☐
⑪術者は、ベッドに近づき、両膝をベッドの側面に押し付け支点とする。	☐
⑫テコの原理を活用し、術者がしゃがむようにお尻を落とす力を利用して、対象者の下半身を手前に引き寄せる。	☐
⑬術者は、枕およびバスタオルなどを用いて、握りこぶし一つ分程度、対象者の頭を起こす。	☐
⑭背中を起こすことが可能な場合は、ファーラー位、セミファーラ位に起こす。	☐
⑮クッションおよびバスタオルを用いて体位を安定させる。	☐
⑯口腔内が観察しやすい位置に顔を横に向ける。麻痺がある場合は、健側が下になるように横を向く。	☐

（3）歯科衛生計画に基づいて事例対象者 A の口腔ケアを実施する

①用具を整え配置する。
摂食嚥下障害があるため、吸引器を準備し使用する。

吸引カテーテルを清潔な手で取り出す。
カテーテルを丸めて利き手で保持する。

吸引チューブに接続する。
吸引圧を調節する。

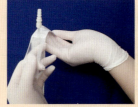
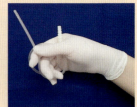
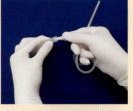

口腔内の唾液や口腔ケア中の水分を吸引する目的であるため、吸引圧が弱い場合は適宜調節を行いましょう。

カテーテル内に水を通して滑りをよくする。

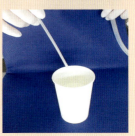

②覚醒を促す。
声かけを行い、「あ〜」等の発声や咳払い、開口を促す。
その際、咳払いとともに痰が出た場合は、すぐに吸引を行う。

③洗口を実施する。
※ A さんは摂食嚥下障害があり、体位変換が難しく寝たきりで、うがいができないことから省略

④口唇を保湿する。
保湿剤を指やスポンジブラシに塗布して汚れを浮かせる。

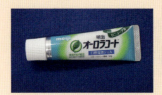
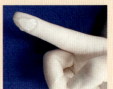
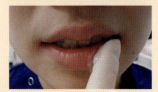

⑤口腔内に溜まった唾液・痰を吸引する。
　粘膜が傷つくのを防ぐため、挿入時はカテーテルを指で折り曲げ、吸引しない状態にする。

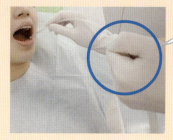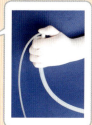

吸引チューブを挿入し回転させながら口腔内に溜まった唾液およびAさんの咽頭付近に付着した痰を吸引する。

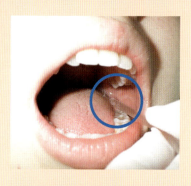

チューブ外側に付着している痰などはアルコール綿で拭き取る。
カテーテル内に水を通してチューブの内側に残っている痰などを吸引器のボトルへ流す。

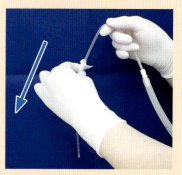

⑥口腔内を観察する。
　口唇・口腔の湿潤状況
　口唇、口腔内の汚れの状況：食物残渣、歯石、歯垢、口臭等
　歯の状態：う蝕、残根、咬耗、摩耗、補綴物、動揺
　歯肉の状態：歯肉の炎症、出血、排膿
　口腔粘膜の状態：粘膜疾患、舌苔、口腔乾燥、口腔粘膜過敏
　口腔機能：摂食嚥下機能の障害、機能低下状況について（空嚥下・聴診法）

⑦口腔内を保湿する。
　保湿剤を指やスポンジブラシに塗布し、乾燥している舌、粘膜を保湿することで汚れを浮かせる。

⑧スポンジブラシを用いたケアを実施する。
紙コップを洗う用と湿らせる用の2つ準備する。

スポンジブラシを十分に水に浸し軽く絞る。

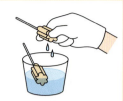

● 上顎頬側
口腔前庭にスポンジブラシが入っているか確認する。必ず指で頬粘膜を排除してスポンジの位置を確認する。
口腔前庭にスポンジが入りにくいときは、咬合してもらう。

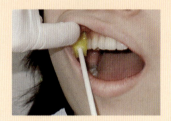

右上の臼歯部から手前にスポンジブラシを回転させながら汚れを絡め取る。

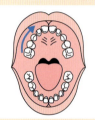
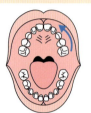

汚れをペーパーで拭き取り、洗う用のコップでスポンジを洗う。その後湿らせる用のコップで湿らせ軽く絞る。

左上の臼歯部から手前にスポンジブラシを回転させながら汚れを絡め取る。

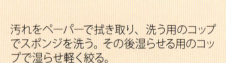

● 口蓋側
口蓋側も同様に臼歯部から手前にスポンジブラシを回転させながら汚れを絡め取る。

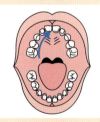
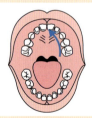

片顎ごとにスポンジブラシを洗う。その後湿らせる用のコップで湿らせ絞る。

口蓋に付着した汚れを咽頭から手前に除去する。

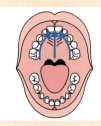

●下顎頬側
下顎頬側も同様に口腔前庭に入っているか確認し、スポンジブラシを回転させながら汚れを手前に絡めとる。
片顎ごとにスポンジブラシを洗う。その後湿らせる用のコップで湿らせ絞る。

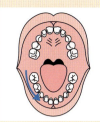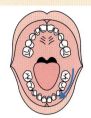

必ず指で頬粘膜を排除してスポンジの位置を確認する。

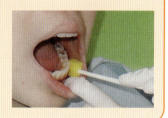

●舌側
舌側も同様に行う。

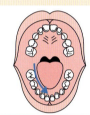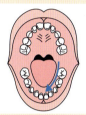

水分を適宜吸引しながら行う。

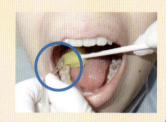

●舌
舌および粘膜の汚れを除去する。
スポンジブラシを奥から手前に動かして、舌と粘膜の汚れを取り除く。

対象者が舌を前に出せる場合
1. 舌を前に出してもらう。
2. スポンジブラシを舌の上に乗せる。
3. スポンジブラシを舌に乗せたまま舌を元に戻してもらう。
4. スポンジブラシが舌の奥に位置できる。
5. そこから回転させながら舌根から舌尖へ汚れを絡め取る。

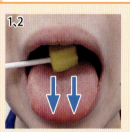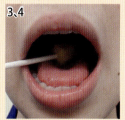
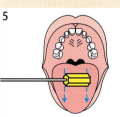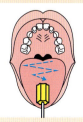

⑨適宜水分を吸引する。
　カテーテル内に水を通してチューブの内側に残っている汚れを吸引器のボトルへ流す。

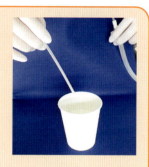

⑩歯磨きを実施する。
　紙コップを洗う用と湿らせる用の2つ準備する。
　摂食嚥下機能障害がある場合は、歯磨剤を使用しない。

　湿らせる用のコップに洗口剤を入れる。
　歯ブラシを十分に水に浸し、余分をペーパーで拭き取る。

　吸引カテーテルを清掃部位に沿わせて適宜唾液や汚れを吸引する。

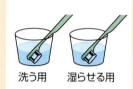

洗う用　　湿らせる用

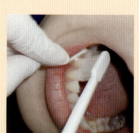

⑪適宜水分を吸引する。
　カデーテル内に水を通してチューブの内側に残っている汚れを吸引器のボトルへ流す。

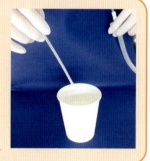

⑫補助的清掃用具を使用した清掃を実施する（歯間ブラシ・フロス・タフトブラシ等）
　※Aさんは経口摂取していないことから、歯間部の汚れは非常に少ない。対象者の口腔ケアに対する負担を考え、歯科衛生計画の内容を優先することから省略

⑬洗口を実施する。
　Aさんは体位変換が難しく寝たきりであり、摂食嚥下障害のため、うがいができないため、口腔内を術者が洗浄する。
　楽のみや、水さし、ボトルを活用して、カテーテルで吸引が可能な、ごく少量の水を歯に沿って流し洗浄する。
　水が溜まる位置を確認しておき適宜吸引を行う。
　反対側の洗浄を行う場合は、顔の向きを変えて行う。
　上から水を流さないよう注意する。
　麻痺がある場合は、健側のみ行う。
　誤嚥のリスクが高い場合は、洗浄は無理に行わず、スポンジブラシやガーゼ、口腔ケアティッシュなどで拭き取りのみ実施する。

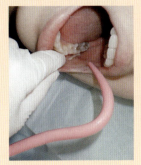 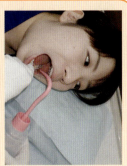

⑭拭き取り
　吸引器で口腔内の余分な水分を吸引する。スポンジブラシやガーゼ、口腔ケアティッシュなどで口腔内の水分を拭き取る。

⑮義歯を清掃する。
　※Aさんは義歯不使用のため省略

⑯義歯洗浄剤に浸漬する。
　※Aさんは義歯不使用のため省略

⑰摂食嚥下訓練　P.46参照
　口腔内が清潔になった後、Aさんには歌を歌ってもらうためCDをかける。
　空嚥下の練習を行う。

⑱口唇・口腔内を保湿する。
　乾燥のある部分に、保湿剤を薄く塗布し乾燥を防ぐ。

⑲実施内容・訓練内容の報告を行う。
　家族やスタッフに実施した内容を報告し、口腔内の状況を確認してもらう。
　日々の口腔ケアの注意点や摂食嚥下訓練について指導する（歯科保健指導）。

⑳口腔ケア後の身体状態や顔の表情を観察する。
　対象者と自然にコミュニケーションをとりながら状況を観察する。
　必要に応じてバイタル測定を行う。

B. 側臥位でケアを行う事例

症例

Bさん　女性　82歳　要介護度3
既往歴　5年前　脳梗塞発症　左片麻痺
現病歴　大腿骨頸部骨折術後

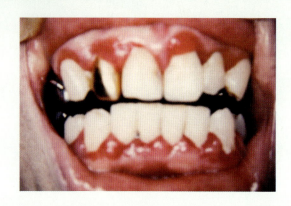

・5年前に脳梗塞を発症した。軽度の左片麻痺が出現したが、リハビリ実施後日常生活に問題なく自宅復帰された。
・今回、自宅で生活中に小さな段差で転倒し、大腿骨頸部骨折にて入院となった。
・少し動くだけで激しい全身の痛みがあることから、寝たきりの時間が長く、体力の低下、意欲の低下がある。現在、坐位確保の練習中であるが痛みが強いと訴えられ消極的である。
・認知症の症状はなく、コミュニケーションには問題ない。
・スタッフが1日1回口腔ケアを促すが、行わない日が多く続いている。
・口腔内は、歯周病が進行し、歯ブラシ（毛の硬さ：普通）が当たると出血し痛みが伴うため不安があり、「今は触らないほうがよい」と歯磨きを拒否される。
・歯の表・裏どちらも歯垢の付着が多く、口腔内はベタベタしている。歯肉は発赤、腫脹があり、触れただけで出血がある。
・食事は、ものを嚙むと出血し歯茎の痛みで嚙めないと訴えがあり、ミキサー食を食べている。
・家族は、リハビリで歩行が可能になれば在宅へ連れて帰りたいと希望されている。
・その他の情報は、アセスメント表に記す。

2．坐位がとれない対象者の口腔ケア

（1）アセスメント結果と歯科衛生診断

アセスメント表　No.1		評価日：2017年3月24日		評価者名：	
対象者（イニシャル）	B	男・**女**	年齢 82	生年月日 S10年3月28日	カルテNo. 1-2
入院日・入所日	2017.2.14	在宅・**病院**・施設		発症日	2017.2.14
全身疾患	脳梗塞後遺症、大腿骨頸部骨折			服用薬	降圧剤、抗血栓薬
現在の不安 口腔に関する思い	全身の痛みで起きられない。歯磨きすると血が出て痛いので不安。今は触らない方がよい。 硬いものは血が出て歯茎が痛いので噛めない。				

全身状況

障害高齢者日常生活自立度	J1　J2　A1　A2　B1　B2　**C1**　C2
認知症高齢者日常生活自立度	**Ⅰ**　Ⅱa　Ⅱb　Ⅲa　Ⅲb　Ⅳ　M
要介護認定	非該当　要支援 1・2　要介護 1・2・**3**・4・5
コミュニケーション	問題ない　・　**会話が困難であるが指示は通る**　・　会話が困難で指示も通らない
身長（cm） 150	体重（kg） 50	BMI（kg/m²） 22.2
体温（℃） 35.8	血圧（mmHg） 110/75	脈拍（/分） 70
Alb（g/dL） 4.0	SPO₂ 97	MMSE 28点/31点
麻痺	なし・**右片麻痺**・左片麻痺・上肢麻痺・下肢麻痺・四肢麻痺
姿勢の保持	坐位保持できる（円背：あり・なし）・短時間の保持はできる・傾きはあるができる・**坐位保持できない**
栄養管理	**経口**　・　経管（経鼻　・　胃瘻　・　腸瘻　・　TPN　・　PPN）

口腔内状況

口腔清掃 自立度	B	a1 a2	b1 b2	c1 **c2**	巧緻度	a	b	**c**
	D	a	b	c	自発性	a	b	**c**
	R	a	**b**	c	習慣性	a1 **a2**	b1 b2	c

口腔内所見

下側、頬側ともに歯肉が発赤・腫脹があり、触れただけで出血する

粘膜は全体的にベタベタする

プラークは全面に付着

8̶7̶6̶5̶4̶3̶2̶1̶ ｜ 1̶2̶3̶4̶5̶6̶7̶8̶
8̶7̶6̶5̶4̶3̶2̶1̶ ｜ 1̶2̶3̶4̶5̶6̶7̶8̶

歯式（×欠損・C4 残根）

痛みの部位と状況
歯の表・裏の歯肉どちらも発赤、腫脹があり、触れただけで痛みと出血がある。歯磨きを拒否される。
食事でものを噛むと歯肉から出血があり痛みが伴う。

口腔乾燥	**ない**・ある（口唇・舌・頬粘膜・軟口蓋・硬口蓋）		
舌苔	**ない**・ある（　　）色　（付着部位：　　　　）		
歯垢付着	ない・歯面1/3・歯面2/3・**歯面全体**	食物残渣	**ない**・少しある・多い
歯石付着	ない・**歯面1/3**・歯面2/3・歯面全体	粘膜の汚れ	ない・**少しある**・多い
歯磨き動作	右手 できる・**できない** 左手 **できる**・できない	口臭	ない・少しある・**強い**
歯ブラシの種類	歯ブラシ（硬さ：普通）	清掃回数	3 回/日
上顎義歯 下顎義歯	有・**無**　　適合・不適合 有・**無**　　適合・不適合	咬耗	**ない**・咬耗・大分咬耗
義歯の使用	使用　・　有効に使用していない　・　使用していない	義歯の汚れ	ない・少しある・多い

Ⅵ 事例集

アセスメント表 No.2

評価日	2017年3月24日	評価者名：	
対象者（イニシャル）	B	男・**女**	年齢 82
生年月日	S10年3月28日	カルテ No.	1-2
入院日・入所日	2017.2.14	在宅・**病院**・施設	発症日 2017.2.14
全身疾患	脳梗塞後遺症、大腿骨頸部骨折	服用薬	降圧剤、抗血栓薬

食事状況と摂食嚥下機能評価のための項目

食事の場所	**部屋でベッド上**・部屋で車いす上・フロアーで車いす・フロアーでいす
食事自立	自立・一部介助・**全介助**
主食	普通・お粥（ **5** ）分粥
食事の道具	お箸・**スプーン**・手づかみ
副食	普通・軟食・一口大・きざみ・ミキサー・ペースト・ソフト食
水分摂取方法	コップ・**ストロー**・スプーン
汁物・お茶	**とろみなし** / とろみあり（薄い・中間・濃い）
食事時間	**15** 分程度
食欲	**普通**・あまりない・ない
噛みにくさ・飲みにくさ 残留感など 本人からの訴え	歯茎の痛みでものが噛めない。
咬合力	右側（ **強い**・弱い・ない ）・左側（ **強い**・弱い・ない ）
咀嚼回数	よく噛む・**少し噛む**・殆ど噛まない
嚥下運動	**よい**・悪い・大分悪い
食べこぼし	**ない**・ある・大分ある
咳運動	**できる**・弱いができる・できない
開口度	**3横指以上**・2横指・1横指以下
食事中のむせ	**ない**・ある・多い
口唇閉鎖	**できる**・少しできる・できない
流涎	**ない**・ある（安静時・摂食時・会話時）
舌痛やしびれ等	**ない**・ある・大分ある
構音	**明瞭**・少し不明瞭・不明瞭
頬膨らまし	**両側できる**・弱い（右・左）・できない
舌運動	**正常**・困難 上下（前歯を超えない・口唇を超えない）・口角につかない（右・左）

オーラルディアドコキネシス	RSST （ － ）回／30秒	頸部聴診
パ（ － ）回／1秒	MWST （ － ）点	**よい**・異常
タ（ － ）回／1秒	FT （ － ）点	（備考）
カ（ － ）回／1秒	舌圧 （ － ）kPa	嚥下良好のため、評価は未実施
	MPT （ － ）秒	

歯科衛生ニーズ	種類	情報
①健康上のリスクに対する防御 （身体の健康状態）	S	☑ 身体的不調に関する訴え　☐ その他
	O	☑ 全身疾患　☐ 血圧の異常　☑ 服薬の影響 ☐ 抗生剤の予防投薬　☐ 全身状態急変の可能性 ☐ 誤嚥性肺炎のリスク　☐ 負傷の可能性　☐ その他
②不安やストレスからの解放 （歯科衛生介入に対する不安やストレス）	S	以下の不安／恐怖の訴え ☐ プライバシー　☐ 費用　☐ 感染などに対する安全性 ☑ 歯科衛生ケア　☐ 過去の経験　☐ 薬物の乱用 ☐ その他
	O	☑ 表情や言動の観察による不安の把握
③顔貌全般のイメージ （顔・口腔に関する審美的満足度）	S	以下の不満の訴え ☐ 歯　☑ 息　☐ 歯肉　☐ 顔貌　☐ その他
	O	☑ 口臭がある　☐ 観察による審美的な問題の把握
④器質的・機能的な歯・歯列 （硬組織の健康状態）	S	☑ 咀嚼困難の訴え　☐ その他
	O	☐ 疾患の徴候が認められる歯　☐ 咬合性外傷／動揺歯 ☐ う蝕　☐ 摩耗歯、酸蝕歯、外傷歯　☐ 喪失歯 ☐ 義歯の不使用　☐ 不適合修復物　☐ 不適合補綴物 ☐ その他
⑤頭頸部の皮膚、粘膜の安定 （軟組織の健康状態）	S	☑ 口腔内外の軟組織の不調の訴え
	O	☑ 口腔内外の病変（口唇・舌・頬粘膜・歯肉・口蓋・咽頭） ☐ 口腔乾燥　☐ 栄養欠乏の口腔症状　☑ 出血 ☐ 疾患の徴候を示す検査データ　☐ その他
⑥頭頸部の疼痛からの解放 （頭頸部の疼痛や不快感）	S	☑ 頭頸部の痛み・不快感　☑ ケア中の痛み・不快感 ☐ 頭頸部の過敏　☐ 顎関節の痛み・不調　☐ その他
	O	☑ 触診による痛みや不快感の把握
⑦概念化と理解 （口腔の健康管理に関する知識）	S	以下の不足（対象者本人・介護者の両方について） ☑ 歯科衛生ケアの知識　☐ セルフケアの知識 ☑ 歯科疾患の知識　☐ 歯科治療の知識 ☐ 口腔機能（摂食嚥下）の知識　☐ その他
⑧口腔の健康に関する責任 （歯科保健行動）	S	以下の不足（対象者本人・介護者の両方について） ☑ セルフケア　☑ 口腔観察　☐ 口腔の健康観 ☐ その他
	O	☑ プラーク付着　☐ 歯石沈着　☑ 不適切な歯科保健行動 ☐ かかりつけ歯科医院をもたない・受診していない　☐ その他

歯科衛生ニーズ	情報の解釈・分析	優先順
①健康上のリスクに対する防御	大腿骨頸部骨折で寝たきり（O） →大腿骨頸部骨折に関連したセルフケア困難 抗血栓薬内服により出血傾向がある（O）→抗血栓薬内服に関連した歯肉出血傾向	
②不安やストレスからの解放	口の中を触られると出血し痛いので不安（S） →口腔内の痛みに関連した口腔ケアへの不安	
③顔貌全般のイメージ	口臭が気になる（家族の訴え）（S） 歯周病の進行により口臭がある（O） →歯周病に関連した口臭への不満	
④器質的・機能的な歯・歯列	歯茎の痛みで噛めない（S）咀嚼困難（O） →歯周病に伴う痛みに関連した咀嚼困難	1
⑤頭頸部の皮膚、粘膜の安定	歯茎が痛い（S）歯肉の炎症が強く、発赤、腫脹、出血がある（O） →歯周病に関連した歯肉の発赤、腫脹、出血	
⑥頭頸部の疼痛からの解放	歯磨きされると痛い（S）歯周病による痛みがある（O） →歯周病に関連した痛み	
⑦概念化と理解	歯周病による痛みであることが理解できずに不安（S）今は触らないほうがよい（S）→歯周病の知識不足に関連した口腔清掃不良	
⑧口腔の健康に関する責任	大腿骨頸部骨折によってセルフケア困難だった（O） →大腿骨頸部骨折に関連した不適切な保健行動 歯肉の痛みにより口腔清掃不良が続き歯垢が付着（O） →口腔清掃不良に関連した歯垢の付着	

歯科衛生診断			
優先順位	歯科衛生ニーズ	歯科衛生診断文 「原因」に関連した「問題」	順位決定の理由
1	④器質的・機能的な歯・歯列	歯周病に伴う痛みに関連した咀嚼困難	歯周病に伴った痛みによりペースト食を食べており、このままでは、歯周病による歯の喪失だけでなく、栄養状態の悪化や咀嚼筋をはじめとした口腔周囲筋の低下に繋がるため。

歯科衛生計画立案				1カ月間の対象者の行動・状態	評価
長期目標　※問題が解決したときの状態 Bさんの歯周病が軽減し、痛みなく美味しく食事を咀嚼し摂取できるようになる。				体力の改善により坐位が可能となった。歯周病が軽減し咀嚼可能となった。坐位でプランを実施するよう内容変更する。	達成
短期目標	1. 1週間後にBさんの口腔内のベタベタ感が軽減する。	C-P	側臥位でのうがいを開始する。スポンジブラシでベタベタした浸出液を拭い取る。	側臥位でのぶくぶくうがいが力強くできるようになった。	達成 今後は坐位にて実施
		E-P	スタッフへ側臥位でのうがいの方法を指導する。1日3回食後に実施するよう依頼する。		
		O-P	口腔内のベタつきを観察する。Bさんにベタベタ感について尋ねる。		
	2. 2週間後にBさんの歯肉発赤が軽減し痛みが減少する。	C-P	毛の柔らかい歯ブラシ、歯間ブラシ、タフトブラシを使用してのブラッシングを開始する（ノンアルコール洗口剤使用）。	歯肉の発赤と痛みは軽減しているが、歯周ポケットには変化がない。 痛みは軽減されたとのこと。	継続 今後は坐位にて実施
		E-P	スタッフに歯ブラシ、タフトブラシの使用方法を指導する。1日3回食後に口腔ケアを実施するよう依頼する。		
		O-P	歯肉ポケットを測定する。Bさんに痛みについて尋ねる。		
	3. 3週間後にBさんが形ある食事を摂取できるようになる。	C-P	多職種会議に出席し、献立の中で咀嚼できそうなものについて検討する。	坐位の確保時間が延長し、坐位での食事が可能になった。痛みは軽減し昼食の1品「荒きざみ」が咀嚼可能になった。今後、品数を増やしていく。	継続 今後は坐位にて実施
		E-P	家族へ咀嚼可能な食品の形態変更について説明し、承諾を得る。		
		O-P	痛みなく形ある食事を咀嚼できたか観察する。		

（2）口腔ケアを行うため、仰臥位から側臥位に変換する

> 対象者本人が大丈夫と回答しても、動かしてもよい状態なのか、事前にスタッフに確認を行いましょう。
>
> ①看護師・介護士等のスタッフへ対象者の体調などについて情報収集を行う。
> ②対象者および介護者へ口腔ケアを行うことを説明し、承諾を得る。
> ③バイタルサインの測定を行う。　※Ⅳ章参照

④口腔ケアを行う側と逆側へ対象者を水平移動する。麻痺がある場合は、麻痺側へ対象者を水平移動する。
※P.61 参照

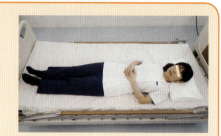

 口腔ケアを行う側に水平移動すると、側臥位になったときにベッドから落下する危険性があります。

 麻痺側を下にした側臥位にすると、身体を支えることができません。それだけでなく、麻痺側の脱臼、骨折等につながる危険性があります。また、麻痺側には、摂食嚥下機能にも麻痺が及ぶ場合があり、麻痺側を下にしての口腔ケアは、水を誤嚥してしまう可能性が高くなります。

⑤術者は、対象者が側臥位になる側（健側）。

 健側の手が使えるようであれば、声かけをして枕を対象者にずらしてもらいましょう。

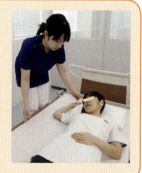

⑥対象者の麻痺側の腕を健側の腕で保護するように胸の上においてもらう。
⑦対象者の両膝は、かかとをお尻に近づけるようにして高く立ててもらい、術者は対象者の膝を支えておく。

 体を出来るだけ一つにまとめましょう。

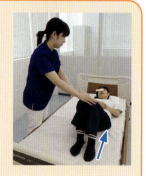

⑧術者は、対象者の足に近い腕で、対象者の膝を術者の肘で、対象者の大腿部（麻痺側）を術者の手のひらで支える。
⑨術者は、対象者の顔に近い腕で、対象者の肩（麻痺側）を支える。

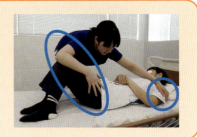

⑩対象者の膝を肘で押しながら腰を回転させる。次に、肩を手前に起こす。

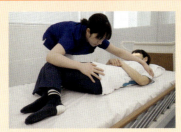 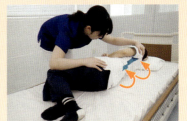

⑪大きめのクッションを対象者の背中に入れて安定を図り、側臥位にする。

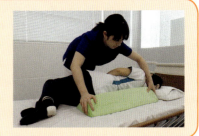

⑫術者は、対象者の後ろに回り、腰部を後ろに引き、下半身を安定させる。

 身体を「く」の字にするような感じがよいでしょう。

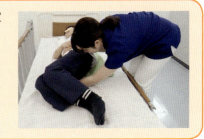

⑬対象者の麻痺側の手、膝、足首など強く当たる部分（褥瘡になりやすい）にバスタオルを入れて保護する。

 頭が下がる場合は、バスタオルを入れ、握りこぶし一つ分頭を起こすことで誤嚥しにくくなります。

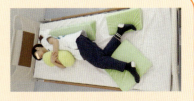

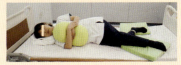

口腔ケアを行うため、仰臥位から側臥位に変換する　術者チェックリスト	☑
①看護師・介護士等のスタッフへ対象者の体調などについて情報収集を行う。	☐
②対象者および介護者へ口腔ケアを行うことを説明し、承諾を得る。	☐
③バイタルサインの測定を行う。　※Ⅳ章参照	☐
④口腔ケアを行う側と逆側へ対象者を水平移動する。麻痺がある場合は、麻痺側へ対象者を水平移動する。　※P.61参照	☐
⑤術者は、対象者が側臥位になる側（健側）。	☐
⑥対象者の麻痺側の腕を健側の腕で保護するように胸の上においてもらう。	☐
⑦対象者の両膝は、かかととお尻に近づけるようにして高く立ててもらい、術者は対象者の膝を支えておく。	☐
⑧術者は、対象者の足に近い腕で、対象者の膝を術者の肘で、対象者の大腿部（麻痺側）を術者の手のひらで支える。	☐
⑨術者は、対象者の顔に近い腕で、対象者の肩（麻痺側）を支える。	☐
⑩対象者の膝を肘で押しながら腰を回転させる。次に、肩を手前に起こす。	☐
⑪大きめのクッションを対象者の背中に入れて安定を図り、側臥位にする。	☐
⑫術者は、対象者の後ろに回り、腰部を後ろに引き、下半身を安定させる。	☐
⑬対象者の麻痺側の手、膝、足首など強く当たる部分（褥瘡になりやすい）にバスタオルを入れて保護する。	☐

2．坐位がとれない対象者の口腔ケア

（3）歯科衛生計画に基づいて事例対象者Bの口腔ケアを実施する

①用具を整え配置する。

②覚醒を促す。
声かけを行い、コミュニケーションをとることで発声や咳払い、開口を促す。

③洗口を実施する。
Bさんは歯肉の炎症があり、口腔内がベタベタしているため、洗口剤をコップに入れ、水で薄める。歯肉の炎症がひどく、痛みが強いため、刺激の少ないアルコールを含有しないものを使用する。

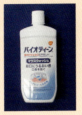 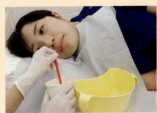

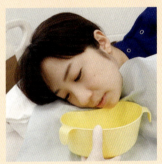

麻痺側を上にした側臥位で、ストローを用いて水を含んでもらい、頬を膨らませてぶくぶくとがいをしてもらうように声かけする。
ガーグルベースンに水を吐き出してもらう。

④口唇を保湿する。
※Bさんは口唇の乾燥がないため省略

⑤口腔内に溜まった唾液・痰を吸引する。
※Bさんは嚥下良好のため省略

⑥口腔内を観察する。
歯肉の炎症、出血、口臭の状況を特に観察する。

⑦口腔内を保湿する。
※Bさんは口腔内の乾燥がないため省略

⑧スポンジブラシを用いたケアを実施する。
Bさんは摂食嚥下障害がなく、唾液の自浄作用で口腔粘膜の汚れがほとんどないため省略

⑨適宜水分を吸引する。
※Bさんは嚥下良好のため省略

⑩歯磨きを実施する。
　コップを洗う用と湿らす用の2つ準備する。
　湿らす用に洗口剤を入れる。

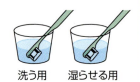

歯の面に歯ブラシを沿わせて1〜2歯ずつ磨く。

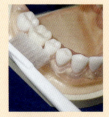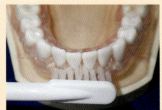

歯周病で歯肉のポケットが深い場合は、痛みのない程度に毛先を斜めに入れ込むようにして1〜2歯ずつ磨く。

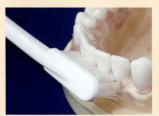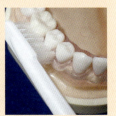

⑪適宜水分を吸引する。
※Bさんは嚥下良好のため省略

⑫補助的清掃用具を使用した清掃を実施する
　（歯間ブラシ・フロス・タフトブラシ等）。
　歯間ブラシを使った清掃を実施する。
　歯と歯の隙間に合わせて歯間ブラシを選ぶ。
　真っすぐ入れて前後に動かして汚れを除去する。

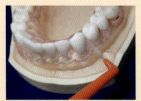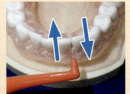

歯間に合わせて大きさを選びましょう。

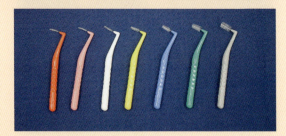

タフトブラシを使った清掃を実施する。
毛先が一つの束になっている。
ヘッドのブラシ部分が小さいので歯と歯の間などの細かい部分の汚れの除去を行う。

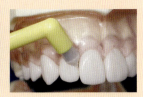
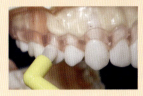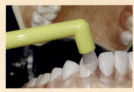

　口が開きにくい対象者の歯磨きとしても用いられます。

　声自分で歯間ブラシの操作ができない対象者に勧めることがあります。

⑬洗口を実施する。
　力強く「ぶくぶく」とうがいするように促す。

⑭拭き取り
※Bさんは嚥下良好のため省略

⑮義歯を清掃する。
※Bさんは義歯不使用のため省略

⑯義歯洗浄剤に浸漬する。
※Bさんは義歯不使用のため省略

⑰摂食嚥下訓練
　洗口時にぶくぶくと力強くうがいするように促す。

⑱口唇・口腔内を保湿する。
※Bさんは口腔乾燥がないため省略

⑲実施内容・訓練内容の報告を行う。
　家族やスタッフに実施した内容を報告し、口腔内の状況を確認してもらう。

⑳口腔ケア後の身体状態や顔の表情を観察する。
　対象者と自然にコミュニケーションをとりながら状況を観察する。
　必要に応じてバイタル測定を行う。

3. 坐位がとれる対象者の口腔ケア

C. 全介助でベッドから車いすへ移乗し洗面台へ移動する事例

症例

Cさん　女性　74歳　要介護度4
既往歴　2年前　脳梗塞　左片麻痺
現病歴　アルツハイマー型認知症

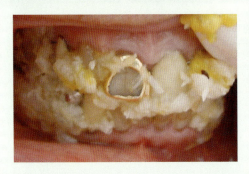
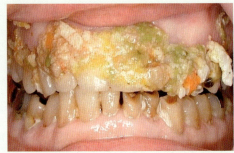

- 4年前にアルツハイマー型認知症と診断された。アルツハイマー型認知症の進行ともに体の動きが悪くなり、発語が少なくなった。現在は、日常生活は全介助となり、発語は聞かれない。さらに、2年前に脳梗塞を発症し、軽度の左片麻痺があるが、口腔内に麻痺はみられない。
- 食事はきざみ食を全介助で摂取しているが、食べ物と認識できない様子で、口の中で溜め込み、食塊形成困難、嚥下反射がなかなか起きない等の状況で食事摂取に時間がかかる。
- 毎食後、口の中は食物残渣が散らばっている状態でスタッフが口腔ケアを試みるが、口腔ケアの理解が困難なときが多く、不快感による食いしばりで、口腔観察・口腔ケアが難しい。
- ぶくぶくうがいの理解ができず、水は「ごっくん」とすべて飲んでしまうことから、残渣の除去には至らない。水によるむせはない。
- スタッフが無理に口を開けて歯ブラシを口腔内に入れると、不快な表情をされるため、歯ブラシでの残渣の除去は時間がかかり、途中で断念する。
- 口腔内は、多量の食物残渣が残留し、口臭が少しあった。

3．坐位がとれる対象者の口腔ケア

（1）アセスメント結果と歯科衛生診断

アセスメント表 No.1		評価日：2017 年 3 月 24 日			評価者名：	
対象者（イニシャル）	C	男・**女**	年齢 74	生年月日	S18 年 10 月 17 日	カルテ No. 2-1
入院日・入所日	2016.8.3	在宅・病院・**施設**		発症日	2010 年頃　認知症 2015 年　　脳梗塞	
全身疾患	脳梗塞後遺症、アルツハイマー型認知症			服用薬		
現在の不安 口腔に関する思い	口腔ケアの理解が困難で、不快感による食いしばりがある。 発語がないので表情で読み取る方法しかないが、不快な表情をされる。					

全身状況

障害高齢者日常生活自立度	J1　J2　A1　A2　B1　**B2**　C1　C2					
認知症高齢者日常生活自立度	Ⅰ　Ⅱa　Ⅱb　Ⅲa　Ⅲb　**Ⅳ**　M					
要介護認定	非該当　要支援 1・2　要介護 1・2・3・**4**・5					
コミュニケーション	問題なし・会話が困難であるが指示は通る・**会話が困難で指示も通らない**					
身長（cm）	155	体重（kg）	40	BMI（kg/m²）	16.6	
体温（℃）	36.8	血圧（mmHg）	120/82	脈拍（/分）	86	
Alb（g/dL）	3.5	SPO₂	98	MMSE	0 点/31 点	
麻痺	なし・右片麻痺・**左片麻痺**・上肢麻痺・下肢麻痺・四肢麻痺					
姿勢の保持	**坐位保持できる（円背：あり・なし）**・短時間の保持はできる・傾きはあるができる・坐位保持できない					
栄養管理	**経口**・経管（経鼻・胃瘻・腸瘻）・TPN・PPN					

口腔内状況

口腔清掃 自立度	B	a1　a2	b1　b2	**c1**　c2	巧緻度	a	b	**c**
	D	a	b	**c**	自発性	a	b	**c**
	R	a	b	**c**	習慣性	a1　**a2**	b1　b2	c

口腔内所見：
- 全顎に食物残渣がある
- 最後に口に入れた食事が飲み込まないで残っている

歯式：
```
 8 7 6 5 4 3 2 1 | 1 2 3 4 5 6 7 8
 8 7 6 5 4 3 2 1 | 1 2 3 4 5 6 7 8
```
（×欠損・C4 残根）

痛みの部位と状況：毎食後、口の中は食物残渣が散らばっている状態。不快感による食いしばりで、口腔観察・口腔ケアが難しい。

口腔乾燥	**ない**・ある（口唇・舌・頬粘膜・軟口蓋・硬口蓋）				
舌苔	**ない**・ある（　）色（付着部位：　　　）				
歯垢付着	ない・**歯面 1/3**・歯面 2/3・歯面全体	食物残渣	ない・少しある・**多い**		
歯石付着	ない・**歯面 1/3**・歯面 2/3・歯面全体	粘膜の汚れ	**ない**・少しある・多い		
歯磨き動作	右手 **できる**・できない　左手 **できる**・できない	口臭	ない・**少しある**・強い		
歯ブラシの種類	歯ブラシ（硬さ：普通）		清掃回数	3 回/日	
上顎義歯 下顎義歯	有・**無** 有・**無**	適合・不適合 適合・不適合	咬耗	**ない**・咬耗・大分咬耗	
義歯の使用	使用・有効に使用していない・使用していない		義歯の汚れ	ない・少しある・多い	

VI 事例集

アセスメント表 No.2

評価日	2017年3月24日
評価者名	
対象者（イニシャル）	C
性別	男・**女**
年齢	74
生年月日	S18年10月17日
カルテ No.	2-1
入院日・入所日	2016.8.3 在宅・病院・**施設**
発症日	2010年頃　認知症 2015年　　脳梗塞
全身疾患	脳梗塞後遺症、アルツハイマー型認知症
服用薬	

食事状況と摂食嚥下機能評価のための項目

食事の場所	部屋でベッド上・部屋で車いす上・**フロアーで車いす**・フロアーでいす
食事自立	自立・一部介助・**全介助**
主食	**普通**・お粥（　）分粥
食事の道具	お箸・**スプーン**・手づかみ
副食	普通・軟食・一口大・**きざみ**・ミキサー・ペースト・ソフト食
水分摂取方法	**コップ**・ストロー・スプーン
汁物・お茶	**とろみなし**　とろみあり（薄い・中間・濃い）
食事時間	**60**分程度
食欲	普通・**あまりない**・ない
噛みにくさ・飲みにくさ 残留感など 本人からの訴え	口の中で溜め込み、食塊形成困難、嚥下反射がなかなか起きない。
咬合力	右側（**強い**・弱い・ない）・左側（**強い**・弱い・ない）
咀嚼回数	よく噛む・**少し噛む**・殆ど噛まない
嚥下運動	**よい**・悪い・大分悪い
食べこぼし	ない・**ある**・大分ある
咳運動	**できる**・弱いができる・できない
開口度	3横指以上・**2横指**・1横指以下
食事中のむせ	**ない**・ある・多い
口唇閉鎖	**できる**・少しできる・できない
流涎	**ない**・ある（安静時・摂食時・会話時）
舌痛やしびれ等	**ない**・ある・大分ある
構音	明瞭・少し不明瞭・不明瞭
頬膨らまし	両側できる・弱い（右・左）・**できない**
舌運動	正常・困難　上下（前歯を超えない・口唇を超えない）・口角につかない（右・左）

オーラルディアドコキネシス パ（ー）回/1秒 タ（ー）回/1秒 カ（ー）回/1秒	RSST（ー）回/30秒 MWST（ー）点 FT（ー）点 舌圧（ー）kPa MPT（ー）秒
頸部聴診	**よい**・異常 （備考）嚥下良好のため、評価は未実施

3．坐位がとれる対象者の口腔ケア

歯科衛生ニーズ	種類	情報
①健康上のリスクに対する防御（身体の健康状態）	S	☐ 身体的不調に関する訴え　☐ その他
	O	☒ 全身疾患　☐ 血圧の異常　☐ 服薬の影響 ☐ 抗生剤の予防投薬　☐ 全身状態急変の可能性 ☐ 誤嚥性肺炎のリスク　☐ 負傷の可能性　☐ その他
②不安やストレスからの解放（歯科衛生介入に対する不安やストレス）	S	以下の不安／恐怖の訴え ☐ プライバシー　☐ 費用　☐ 感染などに対する安全性 ☐ 歯科衛生ケア　☐ 過去の経験　☐ 薬物の乱用 ☐ その他
	O	☒ 表情や言動の観察による不安の把握
③顔貌全般のイメージ（顔・口腔に関する審美的満足度）	S	以下の不満の訴え ☐ 歯　☒ 息　☐ 歯肉　☐ 顔貌　☐ その他
	O	☒ 口臭がある　☐ 観察による審美的な問題の把握
④器質的・機能的な歯・歯列（硬組織の健康状態）	S	☐ 咀嚼困難の訴え　☐ その他
	O	☐ 疾患の徴候が認められる歯　☐ 咬合性外傷／動揺歯 ☐ う蝕　☒ 摩耗歯、酸蝕歯、外傷歯　☐ 喪失歯 ☐ 義歯の不使用　☐ 不適合修復物　☐ 不適合補綴物 ☐ その他
⑤頭頸部の皮膚、粘膜の安定（軟組織の健康状態）	S	☐ 口腔内外の軟組織の不調の訴え
	O	☐ 口腔内外の病変（口唇・舌・頰粘膜・歯肉・口蓋・咽頭） ☐ 口腔乾燥　☐ 栄養欠乏の口腔症状　☐ 出血 ☐ 疾患の徴候を示す検査データ　☐ その他
⑥頭頸部の疼痛からの解放（頭頸部の疼痛や不快感）	S	☐ 頭頸部の痛み・不快感　☒ ケア中の痛み・不快感 ☐ 頭頸部の過敏　☐ 顎関節の痛み・不調　☐ その他
	O	☒ 触診による痛みや不快感の把握
⑦概念化と理解（口腔の健康管理に関する知識）	S	以下の不足（対象者本人・介護者の両方について） ☒ 歯科衛生ケアの知識　☒ セルフケアの知識 ☒ 歯科疾患の知識　☒ 歯科治療の知識 ☒ 口腔機能（摂食嚥下）の知識　☐ その他
⑧口腔の健康に関する責任（歯科保健行動）	S	以下の不足（対象者本人・介護者の両方について） ☒ 不適切なセルフケア　☒ 口腔観察　☒ 口腔の健康観 ☐ その他
	O	☐ プラーク付着　☐ 歯石沈着　☐ 不適切な歯科保健行動 ☐ かかりつけ歯科医院をもたない・受診していない ☒ その他　食物残渣

歯科衛生ニーズ	情報の解釈・分析	優先順
①健康上のリスクに対する防御	アルツハイマー型認知症により食事の理解が困難であることから、うまく食塊形成ができず、口腔内に食べ物が残渣として散らばって残っている（O）→アルツハイマー型認知症に関連した多量の食物残渣 アルツハイマー型認知症により口腔ケアの理解が困難であることから、自ら口腔清掃は行うことができない（O） →アルツハイマー型認知症に関連したセルフケア困難	
②不安やストレスからの解放	口腔ケアの理解ができず、口腔ケア介入時は不安で開口困難になる（O）→口腔ケアへの不安に関連した開口困難	
③顔貌全般のイメージ	口臭が気になる（職員の訴え）（S） 食物残渣が多量停滞しており、口臭がある（O） →多量の食物残渣に関連した口臭への不満	
④器質的・機能的な歯・歯列	歯ぎしり、食いしばりによる歯の摩耗がみられる（O） →歯ぎしり、食いしばりに関連した歯の磨耗	
⑤頭頸部の皮膚、粘膜の安定	※今のところ軟組織の病変などはみられない	
⑥頭頸部の疼痛からの解放	歯磨きの理解が難しく、不快感・食いしばりがある（O） →歯磨きの理解困難に関連した不快感・くいしばり	
⑦概念化と理解	歯科や歯科衛生の知識喪失によりセルフケア困難（O） →歯科や歯科衛生の知識喪失に関連したセルフケア困難	
⑧口腔の健康に関する責任	不快感による食いしばりで口腔観察・口腔ケアが難しい（S）歯ブラシでの残渣の除去は時間がかかり、残渣は残ったまま終了する（S）多量の食物残渣残留（O） →不快感による食いしばりに関連した口腔観察不足 →口腔ケアの不快感に関連した食物残渣の残留	1

歯科衛生診断			
優先順位	歯科衛生ニーズ	歯科衛生診断文 「原因」に関連した「問題」	順位決定の理由
1	⑧口腔の健康に関する責任	口腔ケアの不快感に関連した食物残渣の残留	多量の食物残渣残留は、や歯周病の原因となるだけでなく、窒息につながる可能性もあり、危険である。また、口腔ケアの不快感はQOL低下につながることから優先とする。

歯科衛生計画立案				1カ月間の対象者の行動・状態	評価
長期目標※問題が解決したときの状態 Cさんが、不快感なく口腔ケアができるようになり食物残渣がなくなる。				口腔ケアの時間を5分以上短縮することができるようになった。また、自分で歯ブラシを動かせるようになり、口腔ケアの不快感は軽減した。食物残渣も毎食後除去できるようになった。	継続
短期目標	1. 1週間後にCさんの口腔ケア時の不快感が軽減する。 || C-P	2人介助でボトルを用いた口腔内洗浄を行い、多量の食物残渣を洗い流す。咽頭に水が流れていかないように頭を下げて行う。	歯ブラシで除去するよりも、ボトルで洗浄することにより、短時間で多量の食物残渣を除去することが可能となった。Cさんの不快感は軽減された。	達成したが、1日3回のボトル洗浄の継続が必要
	|| E-P	スタッフへボトルを用いた洗浄方法を指導する。1日3回食後に実施するよう依頼する。		
	|| O-P	残っている食物残渣を観察する。口腔ケアの時間を計測する。		
	2. 2週間後にCさんが自分で歯ブラシを動かせるようになる。 || C-P	毛先が大きな歯ブラシを健側の左手に持ってもらい、手を添えて一緒に口の中へ入れて、一緒に手を動かす。通常の歯ブラシで仕上げ磨きを行う。内側は開口器を使用する。	歯ブラシを一緒に持ち、口まで誘導することで自然と開口できるようになった。さらに、歯ブラシを一緒に動かし、ブラッシング動作が開始すると、手を放しても自分で続けることができた。	達成したが継続
	|| E-P	一緒に歯ブラシを動かす方法と仕上げ磨きを指導する。内側は、Kポイントによる開口と開口器の挿入を指導する。1日3回食後に口腔ケアを実施するよう依頼する。		
	|| O-P	Cさんが歯ブラシを自分で動かせるか観察する。		

（2）全介助でベッドから車いすへ移乗し洗面台へ移動する
① ベッドの端で端坐位にする

> 対象者本人が大丈夫と回答しても、動かしてもよい状態なのか、事前にスタッフに確認を行いましょう。
> ①看護師・介護士等のスタッフへ対象者の体調などについて情報収集を行う。
> ②対象者および介護者へ口腔ケアを行うことを説明し、承諾を得る。
> ③バイタルサインの測定を行う。　※Ⅳ章参照

④術者は、対象者が端坐位になる側（健側）に立ち、起こす方向に足を向けておく。
⑤術者側の対象者の腕は 30～40°程度体から離して、真っ直ぐに下ろしてもらう。他方は胸の上に置く。
⑥術者は、対象者の頭に近いほうの腕の肘の内側で対象者の首を、手のひらで背中を支える。
⑦術者は肘をベッドにつき、腕をＶの字にして支点とし、対象者の頭部を起こす。

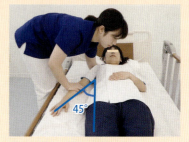

 テコの原理を活用し、対象者の頭部を起こしましょう。

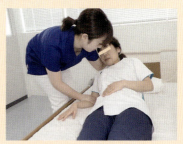

⑧術者は、真っ直ぐに下ろした対象者の腕を押さえて、起こす方向に向けた足を踏み出し、対象者を手前に引いて起こす。
⑨術者は、対象者の背中に回した手はそのままで、対象者の手を腹部に置く。

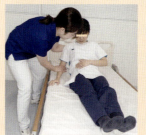 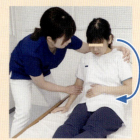

 起こす方向に向けた足を前方に踏み出す力で起こしましょう。

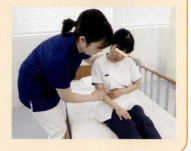

⑩対象者の両膝をしっかりと曲げ、お尻の部分を中心に、上半身と下半身をVの字にして回転する。

両膝を深くしっかりと曲げることで体はVの字になります。接地面積が小さいと、小さな摩擦抵抗で回転でき　るようになります。

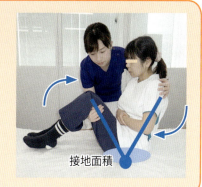
接地面積

⑪対象者の足がきちんと床についているかを確かめる。
⑫身体が安定しているか確かめ、ふらつきがある場合はその場から離れず支えておく。

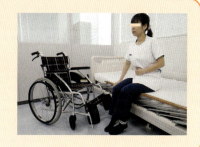

全介助でベッドから車いすへ移乗し洗面台へ移動する　術者チェックリスト	☑
①　ベッドの端で端坐位にする	
①看護師・介護士等のスタッフへ対象者の体調などについて情報収集を行う。	☐
②対象者および介護者へ口腔ケアを行うことを説明し、承諾を得る。	☐
③バイタルサインの測定を行う。　※Ⅳ章参照	☐
④術者は、対象者が端坐位になる側（健側）に立ち、起こす方向に足を向けておく。	☐
⑤術者側の対象者の腕は 30〜40°程度体から離して、真っ直ぐに下ろしてもらう。他方は胸の上に置く。	☐
⑥術者は、対象者の頭に近い方の腕の肘の内側で対象者の首を、手のひらで背中を支える。	☐
⑦術者は肘をベッドにつき、腕をⅤの字にして支点とし、対象者の頭部を起こす。	☐
⑧術者は、真っ直ぐに下ろした対象者の腕を押さえて、起こす方向に向けた足を踏み出し、対象者を手前に引いて起こす。	☐
⑨術者は、対象者の背中に回した手はそのままで、対象者の手を腹部に置く。	☐
⑩対象者の両膝をしっかりと曲げ、お尻の部分を中心に、上半身と下半身をⅤの字にして回転する。	☐
⑪対象者の足がきちんと床についているかを確かめる。	☐
⑫身体が安定しているか確かめ、ふらつきがある場合はその場から離れず支えておく。	☐

② ベッドサイドから車いすに移乗する

①対象者に洗面台へ移動し口腔ケアを行うことを説明し、承諾を得る。
②対象者の足とベッドの間に車いすを15～30°の角度で寄せる。
③術者は車いすのブレーキをかける。
④術者は車いすのフットレストを手で上げる。

 片麻痺の場合は、健側に車いすを置きます。

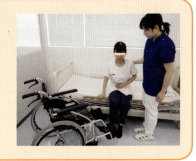

⑤対象者にベッドの端に座ってもらうよう声かけし、お尻の部分をベッドの端に寄せる。
⑥術者の足は、移動する側の足をキャスターの横で駆動輪へ足先を向ける。
⑦他方の術者の足は、対象者の方に向ける。
⑧術者は、対象者の脇の下から手を入れ、対象者を抱える。
⑨対象者の両手は、術者の肩に回す。
⑩対象者に前かがみになってもらい、術者に腰を近づけるようにして支え、立ち上がってもらう。

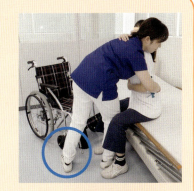

 術者の足は、移動する方向へ向けることで平行移動ができます。

 対象者の立ち上がりが悪く膝折れがある場合は、術者の両膝で対象者の膝を挟み固定します。

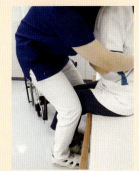

⑪車いすに移す。
　立位になったとき、声かけをしながらゆっくり方向を変えます。

 車いすに座ってもらうときは、術者も腰を低くしてください。

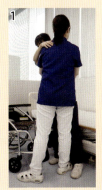
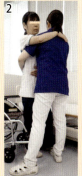
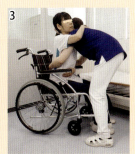

⑫術者は車いすの後ろに回り、脇の下から手を入れ胸部で手を組み後ろに引く。

対象者が前方に倒れないように支えながら後ろに回ります。

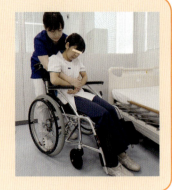

⑬深く座っているかを確認し、フットレストに足を乗せる。

一方への偏りがないか、圧迫が強くかかっていないかを確認しましょう。

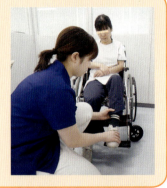

⑭車いすに移動した後、安全、安楽であるかを確認する。

足が奥に入り込み、キャスターがかかとに当たっていないか、洋服を駆動輪に巻き込まないか等確認しましょう。

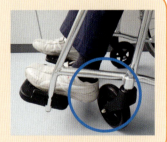

⑮洗面台へ誘導する。

車いすは、声かけをしながらゆっくり押しましょう。

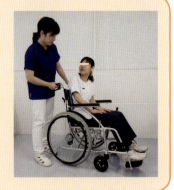

全介助でベッドから車いすへ移乗し、洗面台へ移動する　術者チェックリスト	☑
②　ベッドサイドから車いすに移乗する	
①対象者に洗面台へ移動し口腔ケアを行うことを説明し、承諾を得る。	☐
②対象者の足とベッドの間に車いすを 15 〜 30°の角度で寄せる。	☐
③術者は車いすのブレーキをかける。	☐
④術者は車いすのフットレストを手で上げる。	☐
⑤対象者にベッドの端に座ってもらうよう声かけし、お尻の部分をベッドの端に寄せる。	☐
⑥術者の足は、移動する側の足をキャスターの横で駆動輪へ足先を向ける。	☐
⑦他方の術者の足は、対象者の方に向ける。	☐
⑧術者は、対象者の脇の下から手を入れ、対象者を抱える。	☐
⑨対象者の両手は、術者の肩に回す。	☐
⑩対象者に前かがみになってもらい、術者に腰を近づけるようにして支え、立ち上がってもらう。	☐
⑪車いすに移す。	☐
⑫術者は車いすの後ろに回り、脇の下から手を入れ胸部で手を組み後ろに引く。	☐
⑬深く座っているかを確認し、フットレストに足を乗せる。	☐
⑭車いすに移動した後、安全、安楽であるかを確認する。	☐
⑮洗面台へ誘導する。	☐

（3）歯科衛生計画に基づいて事例対象者 C の口腔ケアを実施する

①用具を整え配置する。

②覚醒を促す。

③洗口を実施する。
　★うがいが認知できない場合は、2人介助でボトルを使って洗浄を行う方法がある。
　　1. アシスタントは、対象者が顎を引く姿勢になるように、背後から対象者の頭を術者の体で押し下げる。

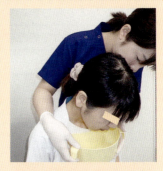

　　2. 術者は、口角から指を入れてボトルで食物残渣を洗い流す。
　　3. 大きな残渣は除去できる。

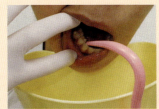 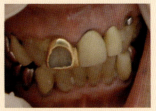

④口唇を保湿する。
※ C さんは口唇の乾燥がないため省略

⑤口腔内に溜まった唾液・痰を吸引する。
※ C さんは嚥下良好のため省略

⑥口腔内を観察する。
　食物残渣、歯垢、口臭などを特に観察する。

⑦口腔内を保湿する。
※ C さんは口腔内の乾燥がないため省略

⑧スポンジブラシを用いたケアを実施する。　※ P.66 参照
口腔前庭に残った食物残渣をスポンジブラシで絡め取る。

⑨適宜水分を吸引する。
※Cさんは嚥下良好のため省略

⑩歯磨きを実施する。

●歯の表側
★握りやすい太めの歯ブラシを握ってもらい、術者が手を添えて口の中に歯ブラシを入れ、一緒に動かすと、術者が手を放しても歯磨き動作が続けられる場合がある。
★歯磨き動作が上手くできない場合は、ヘッドの毛先部分が大きい歯ブラシを用いて歯に当たる面積を大きくする（DENT.EX systema genki　ライオン歯科材株式会社）。
★通常の大きさ、硬さの歯ブラシで、術者が仕上げ磨きを行う。
（P.80 参照）

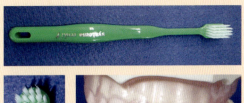
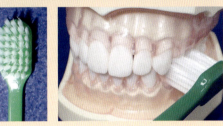

●歯の裏側
対象者自身では磨くことが困難で、最後口に入れた食事を飲み込まずに溜め込んでいる場合が多い。

★Kポイント刺激
一番奥の噛み合わせのさらに奥、噛み合わせがない（歯がない）部分に指を入れ、圧刺激を加えると、開口が誘発されるので、瞬時にバイトブロックやエラックバイトチューブ（ライオン歯科材株式会社）を噛んでもらい開口を保持する。
口の中の残渣が出てくるので、舌側の歯、口蓋側の歯、舌を手早く磨く。
部位を決めて数回に分けて集中的に磨くとよい。

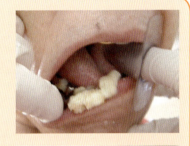

 これらの開口用品は滅菌して繰り返し使用可能なものが多いようです。

Kポイント

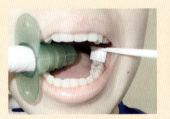
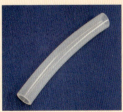
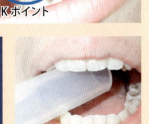

⑪適宜水分を吸引する。
※Cさんは嚥下良好のため省略

⑫補助的清掃用具を使用した清掃を実施する（歯間ブラシ・フロス・タフトブラシ等）。　※P.80 参照
歯間ブラシとタフトを使った清掃を実施する。

⑬洗口を実施する。
ボトル洗浄を行う。
②と同様に口腔内の食物残渣を洗い流す。

⑭拭き取り
スポンジブラシやガーゼ、口腔ケアティッシュなどで口腔内の水分を拭き取る。

⑮義歯を清掃する。
※Cさんは義歯不使用のため省略

⑯義歯洗浄剤に浸漬する。
※Cさんは義歯不使用のため省略

⑰摂食嚥下訓練

⑱口唇・口腔内を保湿する。

⑲口唇・口腔内を保湿する。
※Cさんは口腔乾燥がないため省略

⑳実施内容・訓練内容の報告を行う。
家族やスタッフに実施した内容を報告し、口腔内の状況を確認してもらう。
日々の口腔ケアの注意点や口腔機能訓練がある場合は指導する（歯科保健指導）。

㉑口腔ケア後の身体状態や顔の表情を観察する。
対象者と自然にコミュニケーションをとりながら状況を観察する。
必要に応じてバイタル測定を行う。

D. 一部介助でベッドから車いすへ移乗し洗面台へ移動する事例

> **症例**
>
> Dさん　女性　69歳　要介護度2
> 既往歴　1年前　ラクナ梗塞　右片麻痺
> 現病歴　摂食嚥下障害
>
>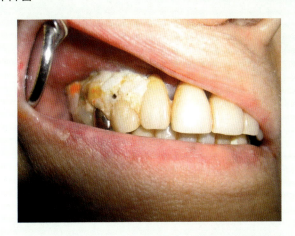
>
> - 1年前、自宅でラクナ梗塞にて倒れた。後遺症により軽度の右片麻痺が残った。在宅復帰のため、リハビリテーションを一生懸命行っている。日常生活は一部介助を要する。コミュニケーションは良好で認知機能には問題がない。
> - 右側口腔内には、食物残渣、歯垢の付着が多いが、鏡を見るまで気がつかない。
> - 水分でときどきむせ込みがあるため、お茶と汁物にとろみを付けている。
> - 利き手である右手に麻痺が残るため、一口大のおかずをお箸で刺して食べている。
> - 発症前までは、口腔衛生に関心があり、歯磨きをしっかり行っていたが、現在は、手が不自由となり、うまく磨けなくなった。ぶくぶくうがいをしようとすると、右の口角より水がこぼれるとの訴えあり。できればこれまでどおり右手で磨けるようになりたいという希望がある。
> - 部分義歯を使用。
> - 両手が使えないため、義歯は水洗しか行っていない。ときどきスタッフに磨いてもらう。
> - 義歯は歯垢の付着が多くある。

VI 事例集

（1）アセスメント結果と歯科衛生診断

アセスメント表 No.1　評価日：2017年3月24日　評価者名：

対象者（イニシャル）	D	男・**女**	年齢 69	生年月日	S23年5月1日	カルテNo. **2-2**
入院日・入所日	2016.6.3	在宅・病院・**施設**		発症日	2016.3.14	
全身疾患	ラクナ梗塞、摂食嚥下障害			服用薬		
現在の不安 口腔に関する思い	歯磨きをしっかり行ってきたが、手が不自由となり、うまく磨けなくなった。ぶくぶくうがいをしようとすると、右の口角より水がこぼれる。できればこれまで通り右手で磨けるようになりたい。					

全身状況

障害高齢者日常生活自立度	J1　J2　**A1**　A2　B1　B2　C1　C2
認知症高齢者日常生活自立度	**I**　Ⅱa　Ⅱb　Ⅲa　Ⅲb　Ⅳ　M
要介護認定	非該当　要支援 1・2　要介護 1・**2**・3・4・5
コミュニケーション	**問題ない**・会話が困難であるが指示は通る・会話が困難で指示も通らない

身長(cm)	160	体重(kg)	56	BMI(kg/m²)	21.9
体温(℃)	36.5	血圧(mmHg)	125/74	脈拍(/分)	73
Alb(g/dL)	4.2	SPO₂	97	MMSE	31点/31点

麻痺	なし・**右片麻痺**・左片麻痺・上肢麻痺・下肢麻痺・四肢麻痺
姿勢の保持	**坐位保持できる**（円背：あり・**なし**）・短時間の保持はできる・傾きはあるができる・坐位保持できない
栄養管理	**経口**・経管（経鼻・胃瘻・腸瘻・TPN・PPN）

口腔清掃自立度

						巧緻度	a	**b**	c
	B	**a1** a2	**b1** b2	c1 c2					
	D	a	b	c		自発性	**a**	b	c
	R	**a**	b	c		習慣性	**a1** a2	b1 b2	c

口腔内所見

右側に食物残渣が多量に付着

```
         BR
8 7 6 5 4 3 2̶ 1̶ | 1̶ 2 3 4 5 6 7 8̶
8̶ 7̶ 6̶ 5̶ 4 3 2 1 | 1 2 3 4̶ 5̶ 6̶ 7̶ 8̶
         PD              PD
```

歯式（×欠損・C4残根）（部分義歯）

痛みの部位と状況
右側口腔内には、食物残渣、歯垢の付着が多いが、鏡を見るまで気が付かない。

口腔内状況

口腔乾燥	**ない**・ある（口唇・舌・頰粘膜・軟口蓋・硬口蓋）		
舌苔	**ない**・ある（　　）色　（付着部位：　　　　　）		
歯垢付着	ない・歯面1/3・**歯面2/3**・歯面全体	食物残渣	ない・少しある・**多い**
歯石付着	**ない**・歯面1/3・歯面2/3・歯面全体	粘膜の汚れ	ない・**少しある**・多い
歯磨き動作	右手 できる・**できない**　左手 **できる**・できない	口臭	ない・**少しある**・強い
歯ブラシの種類	歯ブラシ（硬さ：普通）	清掃回数	**3** 回/日
上顎義歯 下顎義歯	**有**・無　　　適合・不適合 **有**・無　　　適合・不適合	咬耗	**ない**・咬耗・大分咬耗
義歯の使用	**使用**・有効に使用していない・使用していない	義歯の汚れ	ない・少しある・**多い**

3. 坐位がとれる対象者の口腔ケア

アセスメント表　No.2	評価日：2017 年 3 月 24 日	評価者名：		
対象者（イニシャル）	D　男・**女**　年齢 69	生年月日 S23 年 5 月 1 日	カルテ No. 2-2	
入院日・入所日	2016.6.3　　在宅・病院・**施設**	発症日	2016.3.14	
全身疾患	ラクナ梗塞、摂食嚥下障害	服用薬		

	食事の場所	部屋でベッド上・**部屋で車いす上**・フロアーで車いす・フロアーでいす		
	食事自立	自立・**一部介助**・全介助	主食	**普通**・お粥（　）分粥
	食事の道具	**お箸**・スプーン・手づかみ	副食	普通・軟食・**一口大**・きざみ・ミキサー・ペースト・ソフト食
	水分摂取方法	**コップ**・ストロー・スプーン	汁物・お茶	とろみなし / とろみあり（薄い・**中間**・濃い）
	食事時間	60 分程度	食欲	普通・**あまりない**・ない
食事状況と摂食嚥下機能評価のための項目	噛みにくさ・飲みにくさ残留感など本人からの訴え	水分でときどきむせ込みがあるため、お茶と汁物にとろみを付けている。		
	咬合力	右側（強い・**弱い**・ない）・左側（**強い**・弱い・ない）		
	咀嚼回数	**よく噛む**・少し噛む・殆ど噛まない	嚥下運動	よい・**悪い**・大分悪い
	食べこぼし	ない・**ある**・大分ある	咳運動	**できる**・弱いができる・できない
	開口度	**3横指以上**・2横指・1横指以下	食事中のむせ	ない・**ある**・多い
	口唇閉鎖	**できる**・少しできる・できない	流涎	**ない**・ある（安静時・摂食時・会話時）
	舌痛やしびれ等	**ない**・ある・大分ある	構音	**明瞭**・少し不明瞭・不明瞭
	頬膨らまし	両側できる・**弱い**（**右**・左）・できない		
	舌運動	**正常**・困難 上下（前歯を超えない・口唇を超えない）・口角につかない（右・左）		

オーラルディアドコキネシス パ（ 3.0 ）回／1秒 タ（ 4.2 ）回／1秒 カ（ 4.5 ）回／1秒	RSST （ 2 ）回／30秒 MWST （ 3 ）点 FT （ 3 ）点 舌圧 （ 28 ）kPa MPT （ 10 ）秒	頸部聴診 よい・**異常** （備考） 水分で雑音あり

VI 事例集

歯科衛生ニーズ	種類	情報
①健康上のリスクに対する防御 （身体の健康状態）	S	☑ 身体的不調に関する訴え　☐ その他
	O	☑ 全身疾患　☐ 血圧の異常　☐ 服薬の影響 ☐ 抗生剤の予防投薬　☐ 全身状態急変の可能性 ☑ 誤嚥性肺炎のリスク　☐ 負傷の可能性　☐ その他
②不安やストレスからの解放 （歯科衛生介入に対する不安やストレス）	S	以下の不安／恐怖の訴え ☐ プライバシー　☐ 費用　☐ 感染などに対する安全性 ☐ 歯科衛生ケア　☐ 過去の経験　☐ 薬物の乱用 ☐ その他
	O	☐ 表情や言動の観察による不安の把握
③顔貌全般のイメージ （顔・口腔に関する審美的満足度）	S	以下の不満の訴え ☐ 歯　☐ 息　☐ 歯肉　☑ 顔貌　☐ その他
	O	☑ 口臭がある　☑ 観察による審美的な問題の把握
④器質的・機能的な歯・歯列 （硬組織の健康状態）	S	☐ 咀嚼困難の訴え　☐ その他
	O	☐ 疾患の徴候が認められる歯　☐ 咬合性外傷／動揺歯 ☐ う蝕　☐ 摩耗歯、酸蝕歯、外傷歯　☐ 喪失歯 ☐ 義歯の不使用　☐ 不適合修復物　☐ 不適合補綴物 ☐ その他
⑤頭頸部の皮膚、粘膜の安定 （軟組織の健康状態）	S	☑ 口腔内外の軟組織の不調の訴え
	O	☑ 口腔内外の病変（口唇・舌・頰粘膜・歯肉・口蓋・咽頭） ☐ 口腔乾燥　☐ 栄養欠乏の口腔症状　☐ 出血 ☐ 疾患の徴候を示す検査データ　☐ その他
⑥頭頸部の疼痛からの解放 （頭頸部の疼痛や不快感）	S	☐ 頭頸部の痛み・不快感　☐ ケア中の痛み・不快感 ☐ 頭頸部の過敏　☐ 顎関節の痛み・不調　☐ その他
	O	☐ 触診による痛みや不快感の把握
⑦概念化と理解 （口腔の健康管理に関する知識）	S	以下の不足（対象者本人・介護者の両方について） ☑ 歯科衛生ケアの知識　☐ セルフケアの知識 ☐ 歯科疾患の知識　☐ 歯科治療の知識 ☑ 口腔機能（摂食嚥下）の知識　☐ その他
⑧口腔の健康に関する責任 （歯科保健行動）	S	以下の不足（対象者本人・介護者の両方について） ☑ 不適切なセルフケア　☐ 口腔観察　☐ 口腔の健康観 ☐ その他
	O	☑ プラーク付着　☐ 歯石沈着　☐ 不適切な歯科保健行動 ☐ かかりつけ歯科医院をもたない・受診していない ☑ その他　食物残渣

歯科衛生ニーズ	情報の解釈、分析	優先順
①健康上のリスクに対する防御	ラクナ梗塞の後遺症により、右手が不自由となり歯磨きがうまく行えなくなった（S） →右片麻痺に関連したセルフケア困難 ラクナ梗塞の後遺症により、口腔内にも右片麻痺があり、食塊形成不良により、食物残渣が溜まる（O）誤嚥性肺炎のリスクがある（O） →右片麻痺に関連した食物残渣の貯留 →口腔・咽頭の麻痺に関連した誤嚥性肺炎のリスク	
②不安やストレスからの解放	歯科衛生介入に対する不安やストレスはない	
③顔貌全般のイメージ	右の唇が下がっているのが気になる（S） 右片麻痺により、右口角が下垂している（O） →右片麻痺に関連した顔貌不調和への不満	
④器質的・機能的な歯・歯列	今のところ硬組織に問題はない	
⑤頭頸部の皮膚、粘膜の安定	うがいの水が右側の口からこぼれる（S）右片麻痺により口唇、口腔周囲筋の筋力低下がある（O） →右片麻痺に関連した口唇、口腔周囲筋の筋力低下 摂食嚥下障害により咽頭反射が低下している（O）→摂食嚥下障害に関連した咽頭反射の低下	
⑥頭頸部の疼痛からの解放	本人からの痛みの訴えはなく、触診においてもない	
⑦概念化と理解	スタッフにときどき義歯を磨いてもらう（S）→口腔機能（摂食嚥下）の知識不足に関連した義歯清掃不良	
⑧口腔の健康に関する責任	右片麻痺により歯磨きがうまく行えなくなった（S）義歯は水洗だけ行っている（S）これまで通り右手で磨きたい（S）食物残渣の残留、プラーク付着がある（O）→セルフケア困難に関連した不良な口腔衛生状態	1

歯科衛生診断			
優先順位	歯科衛生ニーズ	歯科衛生診断文 「原因」に関連した「問題」	順位決定の理由
1	⑧口腔の健康に関する責任	セルフケア困難に関連した不良な口腔衛生状態	右片麻痺により右側の食物残渣、プラーク付着が多くあり、義歯も汚れている。摂食嚥下障害があり、これらの増殖した細菌を誤嚥することで起こる誤嚥性肺炎のリスクが高いことから順位を決定した。

歯科衛生計画立案				1カ月間の対象者の行動・状態	評価
長期目標　※問題が解決したときの状態 Dさんが、うまく口腔ケアが行えるようになることで、口腔衛生状態が改善する。				セルフケアの環境を整えることで、自立して口腔清掃が行えるようになり、口腔衛生状態は改善した。	継続
短期目標	1. 1週間後にDさんが、自分で食物残渣を除去できるようになる。	C-P	麻痺側の残渣は、粘膜ブラシを使用して除去する。歯ブラシは麻痺のある右手で持ちやすいように柄の部分を太くする。右の口唇を手で押さえた状態でぶくぶくうがいを力強く行うよう練習を促す。仕上げ用歯ブラシで歯垢の除去を行う。	柄を太くした歯ブラシだけではうまく汚れを除去できないが、粘膜ブラシの使用により、残渣の除去と粘膜の刺激が行えている。柄を太くした歯ブラシは腕のリハビリに有効である。 口唇を抑えることで力強いぶくぶくうがいが行えるようになった。口腔周囲筋のリハビリに有効である。	達成したが、継続した1日3回の歯磨きで清掃と腕のリハビリ、口腔周囲筋のリハビリを兼ねて行う。
^	^	E-P	粘膜ブラシ、柄を太くした歯ブラシの使用方法を指導する。1日3回食後に鏡を見ながら行うように指導する。スタッフに仕上げ磨きの指導を行う。	^	^
^	^	O-P	歯ブラシの使用状況を観察する。ぶくぶくうがいの様子を観察する。	^	^
^	2. 2週間後にDさんが、自分で義歯を清掃できるようになる。	C-P	吸盤付きのブラシを作成する。義歯ブラシを用いて仕上げ磨きを行う。義歯洗浄剤に浸漬する。	吸盤付きブラシの作成により、自分で義歯の清掃が行えるようになったことを喜ばれている。磨き残しはやむを得ないため、スタッフへ仕上げ磨きを続けてもらう必要がある。	達成したが肺炎予防のために継続
^	^	E-P	吸盤付きブラシ・義歯洗浄剤の使用方法を指導する。スタッフに仕上げ磨きを依頼する。	^	^
^	^	O-P	義歯清掃の様子を観察する。	^	^

（2）一部介助でベッドから車いすへ移乗し洗面台へ移動する
① ベッドでの端で端坐位にする

> **対象者本人が大丈夫と回答しても、動かしてもよい状態なのか、事前にスタッフに確認を行いましょう。**
> ①看護師・介護士等のスタッフへ対象者の体調などについて情報収集を行う。
> ②対象者へ口腔ケアを行うことを説明し、承諾を得る。
> ③バイタルサインの測定を行う　※Ⅳ章参照

④対象者に、健側のベッドの端に座ることを伝え、枕を動かしてもらうよう声かけする。

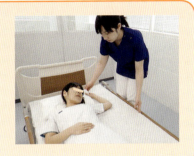

⑤対象者に、麻痺がある腕を胸の上においてもらうよう声かけする。

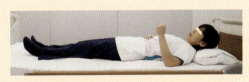

⑥対象者の健側が使える場合は、健側の肘と膝を立ててお尻の部分を持ち上げてもらい移動に協力してもらう。

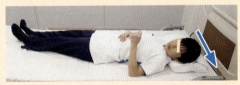

⑦対象者の健側が使える場合は、麻痺側の膝の下に健側の足を滑り込ませて脚を組んでもらう。
⑧麻痺側の脚を、健側の脚で持ち上げてもらい端に寄せてもらう。

> 麻痺側の膝の下に健側の足を滑り込ませるようにして入れ込みます。健側の足の指を天井に向け麻痺側を引っ掛けるようにして動かしてきます。

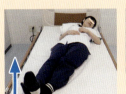 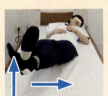 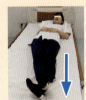

⑨健側を下にして側臥位になってもらう。

ベッドから落ちないように対象者の腰あたりに位置し、支えておきましょう。

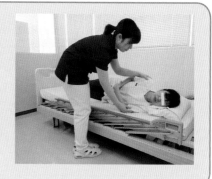

⑩術者は、対象者の両脚をベッドの端から少しずつ下に降ろす。

脚を降ろすときに、上半身が前方に倒れ、ベッドから落ちないように注意しながらゆっくり降ろします。

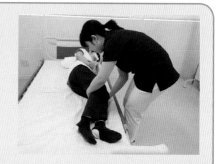

⑪対象者に、健側を使って起きてもらう。術者は、対象者の麻痺側の肩と腕を支える。

健側の肘を支えにして少しずつ上半身を起こしてもらいます。

⑫安定した端坐位になるように両足をしっかり床についているか確認し、前方から支える。
⑬対象者の健側で身体を支えてもらうよう声かけする。

健側の手で支えることができているか、また、足の底がしっかり床について安定しているかを確認しましょう。

車いすは事前に準備しておき、術者はできる限りその場を離れないようにしましょう。

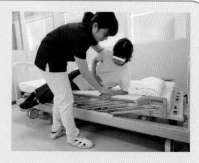

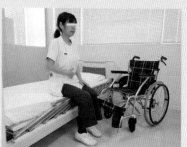

3．坐位がとれる対象者の口腔ケア

一部介助でベッドから車いすへ移乗し洗面台へ移動する。	☑
①　ベッドの端で端坐位にする	
①看護師・介護士等のスタッフへ対象者の体調などについて情報収集を行う。	☐
②対象者へ口腔ケアを行うことを説明し、承諾を得る。	☐
③バイタルサインの測定を行う　※Ⅳ章参照	☐
④対象者に、健側のベッドの端に座ることを伝え、枕を動かしてもらうよう声かけする。	☐
⑤対象者に、麻痺がある腕を胸の上においてもらうよう声かけする。	☐
⑥対象者の健側が使える場合は、健側の肘と膝を立ててお尻の部分をを持ち上げてもらい移動に協力してもらう。	☐
⑦対象者の健側が使える場合は、麻痺側の膝の下に健側の足を滑り込ませて脚を組んでもらう。	☐
⑧麻痺側の脚を、健側の脚で持ち上げてもらい端に寄せてもらう。	☐
⑨健側を下にして側臥位になってもらう。	☐
⑩術者は、対象者の両脚をベッドの端から少しずつ下に降ろす。	☐
⑪対象者に、健側を使って起きてもらう。術者は、対象者の麻痺側の肩と腕を支える。	☐
⑫安定した端坐位になるように両足をしっかり床についているか確認し、前方から支える。	☐
⑬対象者の健側で身体を支えてもらうよう声かけする。	☐

（2）一部介助でベッドから車いすへ移乗し洗面台へ移動する
② ベッドサイドから車いすに移乗する

①術者は、健側に車いすを15〜30°の角度で準備する。

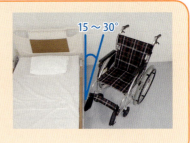

②術者は、ベッドからの移動距離が短くなるように車いすを近づける。
③術者は、車いすのブレーキをかける。
④術者はフットレストを手で上げる。
⑤術者は、腰痛や起立性低血圧によるめまいなどがないかを確認し、車いすへ移動することを伝える。
⑥対象者に、健側に力を入れるよう声かけを行いベッドの端に座ってもらう。
⑦対象者の両足が床についているか確認する。

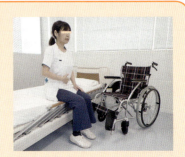

⑧対象者の健側の手を車いすから遠い方のアームレストに置いて前かがみになってもらう。
⑨対象者の健側の足はフットレストの近くにおいてもらう。
⑩対象者の健側の手および足の向きは、車いすに座ったときの方向にしておく。

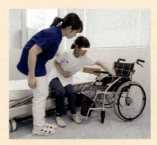 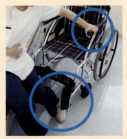

⑪対象者に前かがみになってもらい、ゆっくりと立ち上がってもらう。
⑫術者は、麻痺側を保護しながら、対象者に健側の足を軸にして半回転してもらうよう声かけする。

 車いすへ座った後の体勢をイメージして、健側の手と足の向きを気をつけましょう。

⑬術者は、車いすの位置を確認し、対象者にゆっくり前かがみで座るよう声かけする。

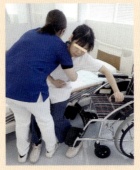 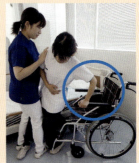

3．坐位がとれる対象者の口腔ケア

⑭対象者に、車いすに深く腰掛けるよう声かけを行う。

対象者が奥まで深く腰掛けることが難しい場合は、車いすの後ろにまわり、腰部を引いて深く座ってもらいましょう。

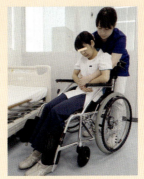
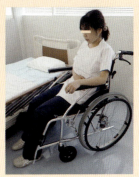

⑮対象者に健側の足をあげてもらいフットレストを下げ、足を乗せてもらう。
⑯対象者の麻痺側の足は術者が介助して持ち上げ、フットレストを下げて乗せる。

麻痺側は介助しますが、健側は対象者にお願いしましょう。

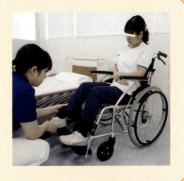

⑰車いすに移動した後、安全、安楽であるかを確認する。

足が奥に入り込み、キャスターがかかとに当たっていないか、洋服を駆動輪に巻き込まないか等確認しましょう。

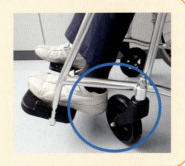

⑱洗面台へ誘導する。

声かけをしながらゆっくり車いすを押しましょう。

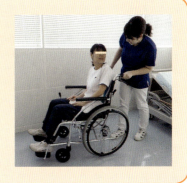

一部介助でベッドから車いすに移乗し洗面台へ移動する	☑
② ベッドサイドから車いすに移乗する	
①術者は、健側に車いすを15～30°の角度で準備する。	☐
②術者は、ベッドからの移動距離が短くなるように車いすを近づける。	☐
③術者は、車いすのブレーキをかける。	☐
④術者はフットレストを手で上げる。	☐
⑤術者は、腰痛や起立性低血圧によるめまいなどがないかを確認し、車いすへ移動することを伝える。	☐
⑥対象者に、健側に力を入れるよう声かけを行いベッドの端に座ってもらう。	☐
⑦対象者の両足が床についているか確認する。	☐
⑧対象者の健側の手を車いすから遠い方のアームレストに置いて前かがみになってもらう。	☐
⑨対象者の健側の足はフットレストの近くにおいてもらう。	☐
⑩対象者の健側の手および足の向きは、車いすに座ったときの方向にしておく。	☐
⑪対象者に前かがみになってもらい、ゆっくりと立ち上がってもらう。	☐
⑫術者は、麻痺側を保護しながら、対象者に健側の足を軸にして半回転してもらうよう声かけする。	☐
⑬術者は、車いすの位置を確認し、対象者にゆっくり前かがみで座るよう声かけする。	☐
⑭対象者に、車いすに深く腰掛けるよう声かけを行う。	☐
⑮対象者に健側の足をあげてもらいフットレストを下げ、足を乗せてもらう。	☐
⑯対象者の麻痺側の足は術者が介助して持ち上げ、フットレストを下げて乗せる。	☐
⑰車いすに移動した後、安全、安楽であるかを確認する。	☐
⑱洗面台へ誘導する。	☐

3．坐位がとれる対象者の口腔ケア

（3）歯科衛生計画に基づいて事例対象者Dの口腔ケアを実施する

①用具を整え配置する。

②覚醒を促す。

③洗口を実施する。
　麻痺側の唇を手で押さえながら、ぶくぶくうがいを力強く数回行う。

　麻痺側の口唇および口腔周囲筋のリハビリを兼ねます。

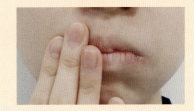

④口唇を保湿する。
※Dさんは口唇の乾燥がないため省略

⑤口腔内に溜まった唾液・痰を吸引する。
※Dさんはうがいができるため省略

⑥口腔内を観察する。
　摂食嚥下障害がある場合は、頭が後屈しないように気をつける。

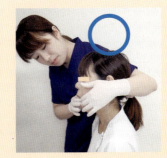 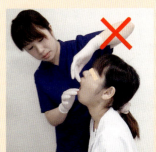

対象者とともに食物残渣の確認を行う。
手鏡で口腔内の汚れを確認してもらう。

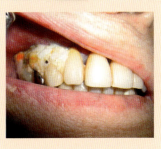

⑦口腔内を保湿する。
※Dさんは口腔内の乾燥がないため省略

⑧スポンジブラシを用いたケアを実施する。
※Dさんは食物残渣が多く、口腔粘膜ブラシを用いて自分で除去する練習をするため省略

⑨適宜水分を吸引する。
※うがいができるため省略

⑩歯磨きを実施する。
食物残渣の除去を行う。
麻痺側の粘膜から歯と歯肉の境目に溜まった食物残渣を、ヘッドが大きめの柔らかい歯ブラシを用いて除去する練習を行う（エラック510 口腔粘膜ブラシ　ライオン歯科材株式会社）。
歯ブラシを水で洗いながら、頬の粘膜や舌も清掃する。

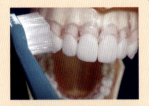
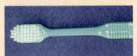

粘膜・舌の刺激によるリハビリを兼ねます。

歯ブラシを握ってもらい、歯磨きの練習を行う。

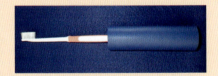

利き手が麻痺側の場合は歯ブラシが握りやすいように太くするなどの工夫をしましょう。

仕上げ磨きを行う。
　ヘッドが小さめで硬さは普通の歯ブラシで、術者が仕上げ磨きを行う。
歯面に沿うように歯ブラシの向きを変えて1～2歯ずつ磨いていくが、対象者が疲れない程度に汚れの多い部位から行い、回数を分けて磨く。

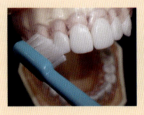
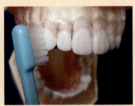
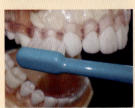

⑪適宜水分を吸引する。
※うがいができるため省略

⑫補助的清掃用具を使用した清掃を実施する（歯間ブラシ・フロス・タフトブラシ等）
　術者が行う。　P.80 参照

⑬洗口を実施する。
　口腔内の乾燥や過敏がなく、口腔ケア後の爽快感を感じてもらいたい場合に、
　アルコール含有の洗口剤を用いると動機づけとして効果的である。

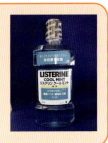

⑭拭き取り
※うがいができるため省略

⑮義歯を清掃する。
　吸盤付き義歯ブラシを使用して健側で義歯
　を磨いてもらう。
　吸盤付き義歯ブラシを洗面台に取り付ける。
　健側の手で義歯を持ち、こすりつけて洗う。

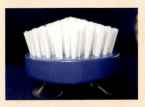 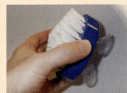
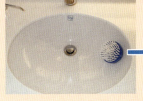 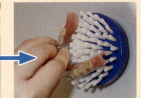

義歯の仕上げ磨きを行う。
　義歯ブラシを使用して細かい部分の汚れを
　除去する。
　義歯ブラシは、硬軟２つの植毛がある。広
　い軟毛を用いることで傷をつけることなく義
　歯表面の細菌や歯垢を除去できる。小さな
　硬毛は、部分床義歯の金属部や細かい部分
　を清掃する。

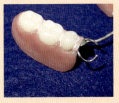 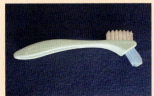

⑯義歯洗浄剤に浸漬する。
酸素系洗浄成分とタンパク分解酵素の働きで細菌や臭いを除去する。
個包装のものと比べて開封の必要がなく、片手で傾けることで、次に使用する1回分が計量される仕組みになっているため、片麻痺でも自立して行うことができる（デントエラック義歯洗浄剤　ライオン歯科材株式会社）。

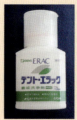
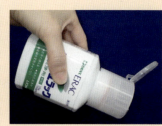

⑰摂食嚥下訓練　P.46 参照
口腔内が清潔になった後、頬の膨らまし訓練を行う。

⑱口唇・口腔内を保湿する。
※Dさんは口腔内の乾燥がないため省略

⑲実施内容・訓練内容の報告を行う。
家族やスタッフに実施した内容を報告し、口腔内の状況を確認してもらう。
日々の口腔ケアの注意点や口腔機能訓練がある場合は指導する（歯科保健指導）。

⑳口腔ケア後の身体状態や顔の表情を観察する。
対象者と自然にコミュニケーションをとりながら状況を観察する。
必要に応じてバイタル測定を行う。

参考文献

公益社団法人日本歯科衛生士会監修：歯科衛生士のための摂食・嚥下リハビリテーション，医歯薬出版：東京，2011．
福祉・介護ブレーン編：イラストで徹底解説！その動作の理由がよくわかる介護技術の基本のき，誠文堂新光社：東京，2014．
介護実技研究会編：介護福祉士国家試験実技試験のチェックポイント2016，中央法規出版：東京，2015．
本庄恵子，吉田みつ子：写真でわかる臨床看護技術2，インターメディカ：東京，2012．

MEMO

Ⅶ 緊急時の対応

Point!
- ☐ 高齢者の事故で多い窒息の対処方法を理解する。
- ☐ 緊急時は1人で対処せず、周囲に声かけする。
- ☐ 意識がない場合は、救急車を要請する。
- ☐ 異物がとれても安心せず、必ず医療機関を受診させる。

摂食嚥下障害による誤嚥や認知症による食事の詰め込みによって呼吸困難が生じる場合がある。また、食事以外においても、口腔内の麻痺や認知症によって、義歯や異物を誤飲して呼吸困難に陥る場合がある（図1）。これらは、窒息の危険性があり、早急に対応しなければ生死に関わる。発見したらすぐに大きな声でスタッフの助けを呼ぶ。意識がない場合は、すぐに救急車を要請し、到着まで心肺蘇生を行う。

ここでは、意識がある対象者に対する異物の除去方法を述べる。

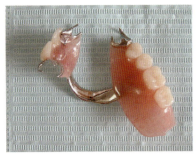

図1 実際に患者さんが誤飲していた義歯

1. 一般的な手順

①義歯を装着している場合はすぐに外す。
②声が出せる場合は、咳を続けてもらい吐き出すように促す。
③手のひらの付け根部分で患者の背中を叩く。

2. 吐き出しが難航する場合

一般的な手順を行っても異物の吐き出しが困難な場合は以下の方法を試みる。

（1）指拭法（図2）

異物が口腔内に見えている場合に行う。
①側臥位にする。
　異物が奥に入らないように側臥位にして下顎を下げる。
②Kポイント（P.95参照）を刺激して開口してもらい、バイトブロックやバイトチューブを噛んでもらう。
③グローブをした手で異物をかき出す。

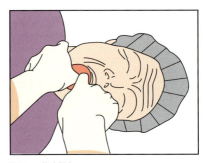

図2 指拭法

（2）ハイムリッヒ法（腹部突き上げ法）（図3）

①対象者に行うことを伝える。
②背後から抱くような形で腕をまわす。
③握りこぶしを相手のおへそ部分に当てもう一

方の手を重ね、両手で抱え込む。
④胸骨とおへその間を勢い良く7回ほど強く圧迫する。
　※座って行っても良い。
腹部内臓を傷つける可能性があるので留意する。

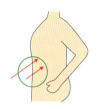
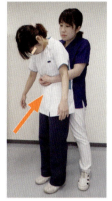

図3　ハイムリッヒ法

（3）背部叩打法（図4）
①対象者に行うことを伝える。
②対象者の頭を胸より低くする。
③対象者の胸を一方の手で支える。
④他方の手のひらの付け根部分を左右の背中の間に置く。
⑤続けて強く叩く。
　※座って行っても良い。

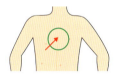

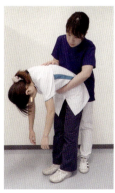
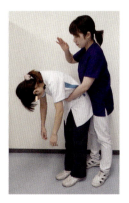

図4　背部叩打法

（4）用手側胸部圧迫法（図5）
①対象者を仰臥位または腹臥位にする。
②対象者に行うことを伝える。
③対象者の足側に位置する。
④対象者の顔を横に向ける。
⑤手のひらを側胸部に当て内側に絞り込むように数回圧迫する。

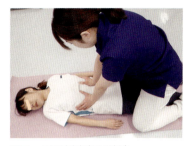

図5　用手側胸部圧迫法

3．異物がとれた後

　血圧の上昇や、窒息による酸欠の影響、異物の気道への残存、異物による口腔内や喉頭、咽頭部の外傷、施術時の影響など、異物がとれた後は安心せず、医療機関を受診させる。

索引

数字・欧文

2025年問題	3
Kポイント	114
Mendelsohn maneuver	50
Supraglottic swallow	50
T字杖	15

和文

あ
アームレスト	15、106
アセスメント	34

い
息こらえ嚥下法	50
医療介護総合確保推進法	10
医療機関完結型	7

え
嚥下精密検査	46
嚥下造影検査	46
嚥下の意識化	49

お
オーラル・ディアドコキネシス	44

か
開口／閉口訓練	46
開口量	43
外呼吸	31
介護の原則	20
介護用クッション	24
改訂水飲みテスト	45
喀痰吸引	8
間接訓練	46

き
吸盤付き義歯ブラシ	111
吸盤付きブラシ	102
仰臥位	24

く
車いす	15
車いす坐位	24

け
経皮的動脈血酸素飽和度（SpO_2）	29
頸部前屈位	21
頸部聴診	45
頸部リラクゼーション	46
血圧	28

こ
後期高齢者	2
咬合力	43
口唇	42
口唇訓練	46
誤嚥	21
呼吸	31

さ
坐位	24
最大発声持続時間	44
サイドガード	15、16
三脚杖	15

し
歯科衛生	34
歯科衛生アセスメント	34
歯科衛生介入	36
歯科衛生過程	34
歯科衛生診断	36、37
歯科衛生診断文	37
歯科衛生ニーズ	35
歯科衛生評価	36
時間の連続性	10
指拭法	114
実質的違法性阻却	8
湿性嗄声	50

せ

舌	43
舌圧	43
舌訓練	47
摂食嚥下	42
摂食嚥下障害	42
セミファーラー位	24、25、62

そ

相対的歯科医行為	9
側臥位	14、24

た

第1次ベビーブーム	2
体温	27
短期目標	36

ち

地域完結型医療	7
地域ケア会議	5
地域包括ケアシステム	4
窒息	114
長期目標	36
直接訓練	46

て

ティッピングレバー	15、17
テコの原理	23

な

内呼吸	31

に

日常生活圏域	4
認知症高齢者の日常生活自立度	3

の

ノンバーバルコミュニケーション	22

は

バイタルサイン	27
背部叩打法	115

は

ハイムリッヒ法(腹部突き上げ法)	114
背面解放坐位	14
場の連続性	10
パルスオキシメーター	29
ハンドリム	15
反復唾液嚥下テスト	44

ひ

一口一嚥下	50

ふ

ファーラー位	14、24、25、62
フードテスト	45
フットレスト	15、16、106

ほ

歩行器	15
ボディメカニクス	23
頬訓練	47
頬膨らまし	43

み

味覚刺激	48
脈拍	30

め

メンデルソン手技	50

よ

用手側胸部圧迫法	115
四脚杖	15

ら

ラクナ梗塞	97

れ

冷圧刺激	48
レッグレスト	15

ろ

ロフストランド・クラッチ	15

様式集

口腔ケアのチェックリスト	✓
①用具を整え配置する。	☐
②覚醒を促す。	☐
③洗口を実施する。　　※水または洗口剤使用による化学的口腔清掃　※義歯装着の場合は外す	☐
④口唇を保湿する。	☐
⑤口腔内に溜まった唾液・痰を吸引する。	☐
⑥口腔内を観察する。 口唇・口腔の湿潤 口唇、口腔内の汚れの状況：食物残渣、歯石、歯垢、口臭など 歯の状態：齲蝕、残根、咬耗、摩耗、補綴物、動揺 歯肉の状態：歯肉の炎症、出血、排膿 口腔粘膜の状態：粘膜疾患、舌苔、口腔乾燥、口腔粘膜過敏 口腔機能：摂食嚥下機能の障害、機能低下状況について（空嚥下・聴診法）	☐
⑦口腔内を保湿する。	☐
⑧スポンジブラシを用いたケアを実施する。	☐
⑨適宜水分を吸引する。	☐
⑩歯磨きを実施する。	☐
⑪適宜水分を吸引する。	☐
⑫補助的清掃用具を使用した清掃を実施する（歯間ブラシ・フロス・タフトブラシ等）。	☐
⑬洗口を実施する。　　※水または洗口剤使用による化学的口腔清掃	☐
⑭拭き取り。	☐
⑮義歯を清掃する。	☐
⑯義歯洗浄剤に浸漬する。	☐
⑰摂食嚥下訓練	☐
⑱口唇・口腔内を保湿する。	☐
⑲実施内容・訓練内容の報告を行う。	☐
⑳口腔ケア後の身体状態や顔の表情を観察する。	☐

歯科衛生ニーズ	情報の解釈・分析	優先順
①健康上のリスクに対する防御		
②不安やストレスからの解放		
③顔貌全般のイメージ		
④器質的・機能的な歯・歯列		
⑤頭頸部の皮膚、粘膜の安定		
⑥頭頸部の疼痛からの解放		
⑦概念化と理解		
⑧口腔の健康に関する責任		

歯科衛生ニーズ	種類	情報
①健康上のリスクに対する防御	S	☐ 身体的不調に関する訴え　☐ その他
	O	☐ 全身疾患　☐ 血圧の異常　☐ 服薬の影響 ☐ 抗生剤の予防投薬　☐ 全身状態急変の可能性 ☐ 誤嚥性肺炎のリスク　☐ 負傷の可能性　☐ その他
②不安やストレスからの解放	S	以下の不安／恐怖の訴え ☐ プライバシー　☐ 費用　☐ 感染などに対する安全性 ☐ 歯科衛生ケア　☐ 過去の経験　☐ 薬物の乱用 ☐ その他
	O	☐ 表情や言動の観察による不安の把握
③顔貌全般のイメージ	S	以下の不満の訴え ☐ 歯　☐ 息　☐ 歯肉　☐ 顔貌　☐ その他
	O	☐ 口臭がある　☐ 観察による審美的な問題の把握
④器質的・機能的な歯・歯列	S	☐ 咀嚼困難の訴え　☐ その他
	O	☐ 疾患の徴候が認められる歯　☐ 咬合性外傷／動揺歯 ☐ う蝕　☐ 摩耗歯、酸蝕歯、外傷歯　☐ 喪失歯 ☐ 義歯の不使用　☐ 不適合修復物　☐ 不適合補綴物 ☐ その他
⑤頭頸部の皮膚、粘膜の安定	S	☐ 口腔内外の軟組織の不調の訴え
	O	☐ 口腔内外の病変（口唇・舌・頬粘膜・歯肉・口蓋・咽頭） ☐ 口腔乾燥　☐ 栄養欠乏の口腔症状　☐ 出血 ☐ 疾患の徴候を示す検査データ　☐ その他
⑥頭頸部の疼痛からの解放	S	☐ 頭頸部の痛み・不快感　☐ ケア中の痛み・不快感 ☐ 頭頸部の過敏　☐ 顎関節の痛み・不調　☐ その他
	O	☐ 触診による痛みや不快感の把握
⑦概念化と理解	S	以下の不足（対象者本人・介護者の両方について） ☐ 歯科衛生ケアの知識　☐ セルフケアの知識 ☐ 歯科疾患の知識　☐ 歯科治療の知識 ☐ 口腔機能（摂食嚥下）の知識　☐ その他
⑧口腔の健康に関する責任	S	以下の不足（対象者本人・介護者の両方について） ☐ 不適切なセルフケア　☐ 口腔観察　☐ 口腔の健康観 ☐ その他
	O	☐ プラーク付着　☐ 歯石沈着　☐ 不適切な歯科保健行動 ☐ かかりつけ歯科医院をもたない・受診していない ☐ その他

歯科衛生診断				
優先順位	歯科衛生ニーズ	歯科衛生診断文「原因」に関連した「問題」		順位決定の理由

歯科衛生計画立案				1カ月間の対象者の行動・状態	評価
長期目標　※問題が解決した時の状態					
短期目標	1.	C-P			
		E-P			
		O-P			
	2.	C-P			
		E-P			
		O-P			
	3.	C-P			
		E-P			
		O-P			

アセスメント表　No.1		評価日：　　年　月　日			評価者名：	
対象者（イニシャル）		男・女　　年齢		生年月日	年　月　日	カルテ No.
入院日・入所日		在宅　・　病院　・　施設		発症日		
全身疾患				服用薬		
現在の不安 口腔に関する思い						

全身状況			
	障害高齢者日常生活自立度	J1　J2　A1　A2　B1　B2　C1　C2	
	認知症高齢者日常生活自立度	I　Ⅱa　Ⅱb　Ⅲa　Ⅲb　Ⅳ　M	
	要介護認定	非該当　要支援　1・2　要介護　1・2・3・4・5	
	コミュニケーション	問題なし　・　会話が困難であるが指示は通る　・　会話が困難で指示も通らない	
	身長 (cm)	体重 (kg)	BMI (kg/m²)
	体温 (℃)	血圧 (mmHg)	脈拍 (/分)
	Alb (g/dL)	SPO₂	MMSE　　点/31点
	麻痺	なし・右片麻痺・左片麻痺・上肢麻痺・下肢麻痺・四肢麻痺	
	姿勢の保持	坐位保持できる（円背：あり・なし）・短時間の保持はできる・傾きはあるができる・坐位保持できない	
	栄養管理	経口　・　経管（経鼻　・　胃瘻　・　腸瘻　・　TPN　・　PPN）	

口腔内状況								
	口腔清掃自立度	B	a1　a2	b1　b2	c1　c2	巧緻度	a	b	c
		D	a	b	c	自発性	a	b	c
		R	a	b	c	習慣性	a1　a2	b1　b2	c
	口腔内所見				87654321 ｜ 12345678 87654321 ｜ 12345678 歯式（×欠損・C4 残根）				
	痛みの部位と状況								
	口腔乾燥	ない　・　ある（口唇　・　舌　・　頬粘膜　・　軟口蓋　・　硬口蓋）							
	舌苔	ない　・　ある（　　　）色　　（付着部位：　　　　　　　　）							
	歯垢付着	ない　・　歯面1/3　・　歯面2/3　・　歯面全体			食物残渣	ない　・　少しある　・　多い			
	歯石付着	ない　・　歯面1/3　・　歯面2/3　・　歯面全体			粘膜の汚れ	ない　・　少しある　・　多い			
	歯磨き動作	右手　できる・できない　　左手　できる・できない			口臭	ない　・　少しある　・　強い			
	歯ブラシの種類				清掃回数	回/日			
	上顎義歯 下顎義歯	有　・　無 有　・　無	適合　・　不適合 適合　・　不適合		咬耗	ない　・　咬耗　・　大分咬耗			
	義歯の使用	使用　・　有効に使用していない　・　使用していない			義歯の汚れ	ない　・　少しある　・　多い			

アセスメント表 No.2		評価日： 年 月 日		評価者名：	
対象者（イニシャル）		男・女	年齢	生年月日	年 月 日 カルテNo.
入院日・入所日		在宅 ・ 病院 ・ 施設		発症日	
全身疾患				服用薬	

	項目	内容		項目	内容
食事状況と摂食嚥下機能評価のための項目	食事の場所	部屋でベッド上 ・ 部屋で車いす上 ・ フロアーで車いす ・ フロアーで椅子			
	食事自立	自立 ・ 一部介助 ・ 全介助	主食	普通 ・ お粥（ ）分粥	
	食事の道具	お箸 ・ スプーン ・ 手づかみ	副食	普通 ・ 軟食 ・ 一口大 ・ きざみ ・ ミキサー ・ ペースト ・ ソフト食	
	水分摂取方法	コップ ・ ストロー ・ スプーン	汁物・お茶	とろみなし とろみあり（ 薄い ・ 中間 ・ 濃い ）	
	食事時間	分程度	食欲	普通 ・ あまりない ・ ない	
	噛みにくさ・飲みにくさ 残留感など 本人からの訴え				
	咬合力	右側（ 強い ・ 弱い ・ ない ） ・ 左側（ 強い ・ 弱い ・ ない ）			
	咀嚼回数	よく噛む ・ 少し噛む ・ 殆ど噛まない	嚥下運動	よい ・ 悪い ・ 大分悪い	
	食べこぼし	ない ・ ある ・ 大分ある	咳運動	できる ・ 弱いができる ・ できない	
	開口度	3横指以上 ・ 2横指 ・ 1横指以下	食事中のむせ	ない ・ ある ・ 多い	
	口唇閉鎖	できる ・ 少しできる ・ できない	流涎	ない・ある（ 安静時・摂食時・会話時 ）	
	舌痛やしびれ等	ない ・ ある ・ 大分ある	構音	明瞭 ・ 少し不明瞭 ・ 不明瞭	
	頬膨らまし	両側できる ・ 弱い（ 右 ・ 左 ） ・ できない			
	舌運動	正常 ・ 困難 上下（ 前歯を超えない ・ 口唇を超えない ）・ 口角につかない（ 右 ・ 左 ）			

オーラルディアドコキネシス パ（　）回／1秒 タ（　）回／1秒 カ（　）回／1秒	RSST　（　）回／30秒 MWST　（　）点 FT　　（　）点 舌圧　　（　）kPa MPT　　（　）秒	頸部聴診 よい ・ 異常 （備考）

この度は弊社の書籍をご購入いただき、誠にありがとうございました。
本書籍に掲載内容の更新や訂正があった際は、弊社ホームページ「追加情報」
にてお知らせいたします。下記のURLまたはQRコードをご利用ください。

http://www.nagasueshoten.co.jp/extra.html

地域包括ケアシステムで活かせる！
在宅・施設で行う口腔ケアに必要な介護技術　　　　　　　　　　　　　　ISBN 978-4-8160-1331-7

ⓒ 2017.10.19　第1版　第1刷

編　　著	秋房住郎　泉　繭依
発 行 者	永末英樹
印 刷 所	株式会社サンエムカラー
製 本 所	藤原製本株式会社

発行所　株式会社　永末書店

〒602-8446　京都市上京区五辻通大宮西入五辻町 69-2
(本社) 電話 075-415-7280　FAX 075-415-7290　(東京店) 電話 03-3812-7180　FAX 03-3812-7181
永末書店 ホームページ　http://www.nagasueshoten.co.jp

＊内容の誤り、内容についての質問は、弊社までご連絡ください。
＊刊行後に本書に掲載している情報などの変更箇所および誤植が確認された場合、弊社ホームページにて訂正させていただきます。
＊乱丁・落丁の場合はお取り替えいたしますので、本社・商品センター(075-415-7280)までお申し出ください。

・本書の複製権・翻訳権・翻案権・上映権・譲渡権・貸与権・公衆送信権（送信可能化権を含む）は、株式会社永末書店が保有します。

JCOPY ＜(社)出版者著作権管理機構　委託出版物＞

本書の無断複写は著作権法上での例外を除き禁じられています。複写される場合は、そのつど事前に、(社)出版者著作権管理
機構（電話 03-3513-6969、FAX 03-3513-6979、e-mail: info@jcopy.or.jp）の許諾を得てください。